脳研究者の脳の中

毛内 拡

ワニブックス
PLUS新書

はじめに

「食べていけない博士、博士号を取得した結果が餓死」という何とも不穏なニュースの見出しが話題になりました。文部科学省科学技術・学術政策研究所は、2022年1月「博士人材追跡調査」の第4次報告書を公表し、その内容が各種メディアによって報道されたのです。

博士と言えば、末は博士か大臣かと言われるほどの期待を背負うみんなの憧れの職業のはずですが、分野によっては雇用形態は不安定で、年収も100~200万円未満だといいます。食べていけない、餓死というのは少し誇張した表現だと思いますが、どうしてこのような不安を煽るような記事が話題になったのでしょうか。それはおそらく、博士や研究者という職業がベールに包まれており、その実態が正しく理解されていないからなのではないかと私は思っています。

さらに追い討ちをかけるように、２０２２年3月には、日本で一番大きな基礎科学系の研究機関である理化学研究所（理研）で今後約６００名の研究系職員が「雇い止め」に遭う可能性があるという衝撃的なニュースが話題になりました。中には60人以上のチームリーダーも含まれるとも言われており、研究室が積み上げてきた人材や知識、技術が継承されずに消えてしまう、あるいは海外に流出してしまうことが危惧されています。
理研のチームリーダーといえば、理系研究者の間では憧れのスーパースターのようなもので、非常に狭き門で競争率も高く、本当に独創的な研究者しかなることができないものです。そんなスターたちや、その下で働く研究者たちが、業績のいかんにかかわらず、任期によって職を追われる可能性があるというのは、いったいどういう事情があるのでしょうか。この件に関しては現在、全力を上げて改善に取り組んでいるとも聞いています。

かく言う私も、以前は理研に勤めていました。理研は、当時も今も、研究者の天国とも呼ばれており、私は目を輝かせて脇目も振らずに研究に打ち込む日々でした。しかし、心の片隅では任期が気になっており、年数を重ねるごとに現実が見えてきて、来年は仕事があるかどうか、胃が痛くなるような日が続いたのを覚えています。私は末端の職員に過ぎなかったので、詳しい契約の事情はわかりませんが、当時の上司に「状況次第では、来年は雇用できないかもしれない」と心配されて、泣きながら家路についたこともありました。妻と子をどうやって養っていこうか本当に悩みました。

その一方、優秀な研究者がごまんといて、どんどんと良い業績を上げていく中、私も負けじと必死にくらいついていました。研究者は茨の道、不退転の覚悟が必要と言われていましたが、それを上回るほどに理研の研究環境は素晴らしいもので、研究は楽しく、簡単にはやめられないものでした。

それを見た周囲からは「いつまで遊んでいるんだ」と心配されました。私も決して遊んでいたわけではないですし、研究者という憧れの職業に就いて、お給料もそれなりにもらっていました。私の伝え方にも問題があったのかもしれませんが、周囲の認識は違ったようです。研究者というとどうも「好きなことをして生きている」とか「いつまでも夢を追いかけている」という印象が強いようなのです。

その後ふと自分でも不安が募り、一般企業への就職活動をしたことがあります。転職のエージェントに登録し、気になった求人に応募して面談するというのを数社行いました。就職活動を通して、脳科学に限らず、人工知能を応用した分野でも自分の力を発揮できるかもしれないと気づくきっかけになりました。研究をする上では、企業という選択肢もあるのだと視野が広がったのです。

思い切って就活をしてみて、逆に「研究はいつでもやめられる、やれるところまでやってみよう」と思うことができました。これも自分の人生だと気持ちが引き締まる思いでした。私の両親も「ここまでやってきたんだからやめてしまうのはもったいない。応援しているから頑張ってみたら」と背中を押してくれました。それで肩の力が抜けて、逆に安心して研究を続けていく覚悟ができたのです。

その後転職が決まり、大学の教員として再出発しました。理研に入所してから5年経過していましたが、その後私が「雇い止め」に遭う可能性があったのかは、私にはわかりません。理研という最先端の素晴らしい環境に身を置けたことは大変貴重な経験でした。現在はその経験を大いに活かし、大学という新しい環境でも試行錯誤しているところです。

（※理研の研究員にはさまざまな雇用形態があり、一研究員の私はその全てを把握しているわけではありません。私の経験談も、在籍当時の話で、現在は制度が異なる可能性があります）


どうして研究者がこんな憂き目に遭うのでしょうか。研究の現場では一体何が起こっているのでしょうか。そもそも研究者ってどういう職業なのでしょうか。日本の科学力が衰退していると聞きますが、実際どうなのでしょうか。

これらの謎を解く鍵は、研究者がどんなことを考えていて、どんな悩みを抱えているかを知ることにあります。そして、それが本書のねらいでもあります。

将来、博士号を取得して研究者になろうと思っていたけどちょっと不安になってきた――そんな皆さんにこそ、ぜひ博士の実態、研究者の生態を知っていただきたいのです。

あまりにも世間が不安を煽り立てるので、研究者になることを躊躇してしまう若者が増えてしまうのではないかと私は危惧しています。

研究者というと、自由気ままで、いつもなにか難しそうなことを考えて、別の世界に住んでいる人、自分とは関係のない人種というイメージが強いかもしれません。しかし、当たり前のことですが、皆さんと同じ普通の人です。研究者といえどもどうやって家族を養おうか悩み、苦しみながら、精一杯生きているのです。


本書では皆さんに、研究者を身近に感じてほしい、共感してほしい、理解してほしい、研究をサポートしてほしい、なんなら今からでも遅くないから研究者になってほしいという願いを込めて筆を取りました。

私自身は、脳についてより理解したいと思い脳の研究者を志しました。そのきっかけは、高校時代に所属していたボランティアクラブで、重度知的障害と診断された同年代の生徒たちの運動会に参加したことにあります。それまでは、知的障害を持つ人と自分は全然違うという偏見を持っていましたが、実際に参加してみると自分とはほとんど何も変わらないということに、人生観が変わるほどの衝撃を受けました。人間って一体何なんだろうと、さまざまな書物に答えを探しましたが、自分の欲しい答えはありませんでした。ただ一つわかったのは、ヒトを人間たらしめているものは脳だということでした。それ以来、答えがないのだったら自分でその謎を解き明かしたいと思い、脳の研究者を志しました。
研究活動はまだまだ道半ばの未熟者ですが、本書は、〝ある脳研究者〟が体験してきた中で理解してきた、研究者というもの、研究者になるための道のり、そして研究の未来について記したものです。ひとえに研究と言ってもさまざまな分野やケースがありますから、あくまで私個人の体験の例としてご理解いただければと思います。

第1章では、「ある脳研究者の脳の中」と題して、研究者が普段どんなことを考えて、どんな生態の生き物なのかの一例を紹介したいと思います。続く第2章では、研究の現場をより身近に感じてもらうために、普段私が研究している脳研究の世界を具体的に説明したいと思います。最先端の研究を目指すが故の悩みなども合わせてご紹介できればと思います。第3章では、そんな私が直面している研究現場の現状をできるだけ包み隠さずご紹介します。少し暗い話もあるかもしれませんが、現実から目を背けることはできません。最後の第4章では、この本の最大のテーマである、読者の皆さんが研究に携わる方法についてご紹介します。

皆さんが研究に少しでも興味を持ち、実際に携わってくださることが、日本の科学力の衰退を食い止める力になると信じています。さあ一緒に研究の世界を楽しみ、新しい発見をしましょう。

目次

はじめに　3
第1章　ある脳研究者の脳の中……17
研究者ってどんなイメージ？　18
研究者のお仕事　20
研究ってなんのためにするの？　23
研究者という〝生き物〟　25
優柔不断な研究者　28
研究者の価値観　30
「再現できないこと」は信じられない　34
データに対して公平であるために　35

研究者のトリセツ 37
研究者のライフワーク 38
いつも何か書いている 39
いつも発表している 42
いつも誰かに質問し、質問に答えている 44
研究者の楽園「学会」 46
〈未来の脳科学研究、こうなったらいいなぁ①〉
研究結果の再現性はＡＩが担保する？ 52
第2章 脳の研究手法 …… 55
そもそも脳ってなに？ 56
脳の解剖 58
「シワが多いほど頭が良い」は誤解 60
機能獲得と機能欠損 63

動物実験に関する法規制　66
薄くスライスしても神経回路は生きている　69
脳の電気を測定する技術　71
最先端の顕微鏡技術　73
全身を見透かす透明化技術　76
自動車がたどった道　77
〈未来の脳科学研究、こうなったらいいなぁ②〉
脳を傷つけずに観察する手法　80

第3章　脳研究の現場の事情……85

研究者になるための道のり　86
大学と大学院の研究の違い　87
自分の研究を守れるのは自分だけ　89
博士とはどういうものか　93

博士号って必要？　95
Ｐｈ．Ｄ．って何？　97
Ｐｈ．Ｄ．を取得した後は　101
若手研究者ならではの悩み　106
研究しながら育児　109
研究者はロックミュージシャン？　111
論文の著者は「順番」が命　113
論文の公開　117
研究者のお金の話　121
基礎研究とはどういうものか　123
基礎研究軽視、科学力衰退　127
〈未来の脳科学研究、こうなったらいいなぁ③〉
未来の論文はＡＩが書く？　131

第4章　みなさんが脳研究に関わる方法……135
研究は研究者だけのもの？　136
在野研究者という在り方　139
論文の在り方が変わりつつある　140
論文の正しい検索方法　145
論文の評価基準「インパクトファクター」　148
研究者の戦闘力？　「h指標」　151
研究者のマッチングサービス　154
クラウドファンディング　159
「アカデミア」とは？　161
大学の役割、存在意義とは？　164
おわりに　170

第1章　ある脳研究者の脳の中

研究者ってどんなイメージ？

ドラマやアニメによく出てくる研究者は、メガネで白衣を着ていて、見た目には無頓着で髪はボサボサ、小難しいことをブツブツと呟《つぶや》いている。頭の中は研究のことでいっぱいで、社会性に乏しく、世間知らず。なんだか浮世離れしていて、自分とは住む世界が違う、とっつきにくい存在――そんなイメージがあるかもしれません。

一方で、自分の好きなことに熱中できて、スーツなど着る必要もなく、人に頭を下げる必要もない、好きな時に起きて、寝食も忘れて研究や読書に没頭していて羨ましいと思うこともあるのではないでしょうか。

どちらのイメージも半分正解で、半分間違いというところでしょうか。確かに、私から見てもクセの強い、ザ・研究者然としている人もいるにはいますが、大半はごく普通の常識的なサラリーマンに過ぎません。

小学生に聞いた「将来なりたい職業ランキング」によれば、研究者（大学教授）は、安定してトップ10に入っており、案外みんなの憧れの職業なのかもしれません。娘が通っていた保育園では、病気を治したいから将来は研究者になりたいと言っている園児が多数いるというのを聞いて、嬉しく思ったことがありました。

では、研究者になるためにはどうしたら良いのでしょうか。

研究者という職業に就くためにはいろいろなルートがあります。一番わかりやすい例は、大学の教員になるケースです。大学の先生の仕事は多岐にわたっているため、ひょっとするとちゃんと研究ができている人は稀《まれ》なのかもしれません。これについては第3章で詳しく述べたいと思います。

次に、研究機関の研究員になるというケースもあります。いわゆる「○○研究所」というところに所属している研究者です。研究所の研究者は、研究成果を出すことが一番の目的ですので、比較的研究に専念できる立場にあるといえるでしょう。あるいは、一般の企業に勤めて研究職に就くという選択肢もあります。また、病院に勤めているお医者さんも研究者ですし、高校や高専の先生をしながら研究を行うこともできます。博物館や美術館などの学芸員も研究者です。さらには、最近では在野《ざいや》研究者といって、特に所属を持たずに個人的に研究を続けるという選択肢もあります。これに関しては、第4

章で取り上げることにしましょう。

こうしてみると、研究者になるルートにはさまざまなものがあって、こうでなければならないということはありません。今この瞬間からも、あなたは研究者を名乗って差し支えありません。

どうでしょう、研究者というのを少し身近に感じてもらえたでしょうか。

研究者のお仕事

研究者の仕事というと、どういうものをイメージされるでしょうか。試験管をふったり、怪しい液体を混ぜ合わせてモクモクと白い煙が立ったりしている感じ。黒板に難しい数式を書き殴っては「わかったぞ!」と言って興奮している感じ。部屋に閉じこもって黙々と研究をしており、世間とは隔絶しているような印象……だいたいそんなイメージなのではないでしょうか。

でも、実はそんな研究者は稀で、足で稼ぐことが求められるのも研究の意外な一面だったりします。研究者も人に会い情報交換をしたり、共同研究の打ち合わせをしたり、技術やアイディアを売り込みに行ったりといった、いわゆる外回りの仕事もあります。インタビューやフィールドワークが必要な研究や、研究材料となる生き物や試料などを観察や採取しに出かけることが必要な研究活動もあります。

もちろん研究活動は研究者の本分ですが、研究者の仕事は研究をすることだけではありません。研究者だって白衣を脱いで外に出る必要もありますし、時にはスーツを着ることもあります。学会などでは社交性が試されることもあります。これについては後ほど詳しく書きたいと思います。雇われている身ならサラリーマンと同様、上司や同僚、部下とのコミュニケーションもあります。研究成果の報告会や、研究資金獲得をかけた面接などのために都心へ出ていくこともあります。

さらに、教育と啓蒙活動も研究者の重要な使命の一つです。研究の技術や知識を後進に伝えるということもありますし、大学や高校で授業として教えるのも研究者の仕事です。

本を書いたり、テレビに出たりすることで最新の研究成果を、一般のみなさんにわかりやすく解説したりするのも大事な仕事です。「あいつはテレビばっかり出てタレント気取りか」なんて厳しい批判もありますが、私は、研究者としての仕事に貴賎はないと思っていて、テレビに出て、科学に親しみを持ってもらうというのも大事な仕事だと思いますし、そういう風潮を作り出してくれたパイオニアの方々に敬意を表したいと思います。

このように一般向けにわかりやすく研究成果を伝える活動のことは、アウトリーチ活動と言われています。特に最近、大学や研究機関でこのアウトリーチ活動が重要視されています。新しい研究成果が出たり、受賞したりした際には、その成果がウェブサイトでプレスリリースとして公開されます。これをもとに新聞記事やウェブの記事が書かれるため、正確かつわかりやすさが求められる非常に重要なものです。これを執筆するのも研究者自身の仕事ですが、最近では、広報活動やアウトリーチ活動をサポートしてくれる専門家が所属し、指導にあたっているケースもあるようです。

研究ってなんのためにするの？

ところで、研究はなんのためにしているのでしょうか。単に研究者の知的好奇心を満たすためでしょうか。それとも賞や名誉を得るため？　研究者の最高峰というとやはりノーベル賞を思い浮かべる方が多いのではないでしょうか。毎年11月になると、今年は誰がどんなテーマで受賞するのかとワクワクするものです。日本人が受賞したりするとテレビのニュースでは大騒ぎになります。

でも、その研究内容がどういうもので、どういう点が評価されたのかということが正確に報道されることは少ないですし、みなさんもそこまで興味がないのかもしれません。そんなことより、研究者の人となりや苦労話の方が共感を生みますし、みなさんが一番知りたいのは、その研究がどれだけ私たちの暮らしを豊かにしたか？　何の役に立ったのか？　ということなのかもしれません。

その研究は何の役に立つのかという質問は、実は研究者を苦しめています。すべての研究が実用的かどうかという意味で〝役に立つ〟ことを目指しているわけではないからです。しかし、予算申請や成果報告の二言目には、何の役に立つのかと聞かれる風潮があります。もちろん、出資する側からしたら、その予算が社会貢献につながってほしい、役に立ってほしいというのは理解できます。

何の役にも立たない研究があるとは思いませんが、今すぐ実用化されるだけが研究の価値ではありません。事実、ノーベル賞のほとんどは、実用化されたことに対する評価ではなく、その基礎となる現象を発見したものや、人々の科学に対する考え方を変えたものに贈られています。

研究者は、今すぐ役に立つわけではなくても、50年後、100年後に大勢の人の役に立つと信じてコツコツと研究を積み重ねています。このような研究のことを、基礎研究と言います。基礎研究をやっていくには、経済的な意味で基礎体力が必要となりますし、研究をするモチベーションを維持していくのが課題となります。それでもその研究が必要だとやりがいを感じられる人たちが研究者なのです。

研究は金持ちの道楽と言われていた時代もあったそうです。昔の研究者は、大変な資産家で、お金のために仕事をしなくても良い階級の人のものでしたし、芸術家同様、パトロン（支援者）を見つけてやっていたという話も聞きます。それくらい、お金と時間がかかる贅沢な営みなのかもしれません。

最初の質問に戻ると、名誉や富を目的にしている人は少なく、研究者自身の好奇心に駆り立てられて研究活動を続けている人が大半なのではないでしょうか。

研究というのは、個々の現象から普遍的な概念を導くという作業だと私は思います。その結果として、論文が出たり、特許に繋がったり、受賞するということなのではないかと私は思います。基礎研究の重要性については第3章で、さらに深掘りしていきます。

研究者という〝生き物〟

研究者というのは、世の中ではどのように認知されているのでしょうか。先に述べたように、浮世離れした感じがしているのかもしれません。研究者の間でも、清貧がよしとされているような雰囲気があって、企業から多額の出資を得て羽振りの良い研究者や、自分で会社を興して儲かっているような研究者は、少し冷たい目で見られるような風潮があります。企業と研究者の付き合い方については、第4章でも詳しく述べたいと思います。

自由というイメージも強いのではないでしょうか。たしかに、髪型や服装、男性だったらヒゲに対してはあまり制約はないですし、そこが本質ではないと思う人が多くいます。自由であることを善しとするような風潮もあります。比較的自由なのかもしれませんが、思ったほど自由奔放というわけでもありません。これまで述べたように、研究者といえども所詮はサラリーマンが大半です。

あるいは、すごく理屈っぽくて、分析したがる。根拠がないことを嫌って、何でも疑ってかかる。なんか付き合いづらい。そういうイメージも持たれているかもしれません。これはほぼ合っていて、どうしてそういう人が多いのかというと、実は研究者になるためにそういう教育を受けてきたからなのです。ですから、別に悪意があるわけではなく、研究者とはそういう生き物なのです。

研究では、徹底的に疑うことが叩き込まれます（これをクリティカルシンキングと言います）。こう書くと、ものすごく意地悪な、ひねくれ者のような印象がありますが、実際、研究者の仕事の場では、今にも取っ組み合いの喧嘩が始まるのではないかと思うくらい激しい議論が生じることも多々あります。「あなたの考えは間違っている」「あなたがその結論に至った根拠は？」「本当にそのような解釈でも良いのか？」「あなたが前提としていることはどれくらい確からしいか」などと徹底的に疑います。

もちろん、スポーツの世界と同様、試合終了のホイッスルが鳴れば、ノーサイド。そのような殺伐とした空気はなくなります。あくまで仕事なのですが、そのようなマインドが骨の髄まで染み付いているので、ついついプライベートでも、その人格が顔を出すことがあるのが玉に瑕です。

研究について議論していると、あまりにも批判され否定され疑われるので、あたかも自分という人間が至らないからいけないのだと申し訳ない気持ちになることがあります。実際、自分が学生の頃、まだ研究者としてのマインドが骨の髄まで染み込んでいない頃は、偉い先生などに鋭い質問を受けて、人格まで否定されたような気持ちになって落ち込んだこともあります。それで「自分は研究に向いていない」と思って研究から遠ざかってしまう人も少なくないのではと思います。

しかし、これはみなさんに声を大にして言いたいのですが、研究への批判は人格批判ではありません。もし、研究上の批判で、人格にまで言及している人がいたらそれはルール違反です。

優柔不断な研究者

では、これから数ページにかけて、研究者が教育を受けてきた結果、どういう考え方、思考法をするようになっているかについて見ていきましょう。

まず、研究者ってなんであんなに回りくどい、理屈っぽい言い方をするのでしょうか。テレビなどで専門家と呼ばれる人が出演するのを見る機会がありますが、多くの人が感じていることだろうと思います。「その可能性は否定できない。ないとは言い切れない」のように、見方によっては〝歯切れの悪い〟表現を耳にしたことがあるのではないでしょうか。「あるの？　ないの？　どっちなの！」と歯痒い気持ちになるのも理解できますし、本当にこの人は専門家なの？　という批判を耳にすることも多々あります。

しかし、しっかり教育を受けた専門家（研究者）であればあるほど、ものの言い方が慎重になるのは確かです。研究というのは、白か黒かではっきり色分けしていくというよりは、「こういう条件の場合では、そうなる傾向にある」というようにグラデーションをつけていくような作業です。そう主張できる確固たる証拠がない限りは、断定することは難しいものです。ですから、その主張は本当か、論理展開に穴があるのでは、見落としている点があるのではと、徹底的に疑うわけです。

何かが「ない」ということは、現代の科学ではほぼ不可能です。たった一つでも反例、つまりその主張に合わない事実が出てきたらその主張はもう成り立たないからです。なので、現時点では「ない証拠」が集まってきているが、「ある」可能性も否定できない。ないとは言い切れない、という言い方になるのです。断言することは、本当に難しいことです。

一方、視聴者が求めているのは、専門家にズバズバと白黒つけてもらうことなのだろうな、というのも理解できます。曖昧な言い方で濁している感じがしますし、すごく頼りなく、まるで責任回避しているかのよう。本当に専門家なのか、と疑いたくなる気持ちもわかります。しかし、ちゃんとした専門家ほどそれはできないものなのです。

逆に、断定的なことばかりを言う研究者がいたら、それは要注意です。テレビなどでは台本もあるでしょうから、そういう役回りで仕方ないのだろうなと思うこともありますが、ＳＮＳなどを見ていると、ズバッと言い切る人ほど、高評価を得られる傾向があります。同時に炎上することもしばしばありますが、話題にはなります。しかし、それは話題作りとしては良いのかもしれませんが、研究者としては、望ましいものの言い方ではありません。

研究者の価値観

では、研究者はどうしてそういう回りくどい考え方をするようになってしまったのでしょうか。それは、研究者になるまでに徹底的に鍛えられてきた、ある価値観を理解する必要があります。それはつまり、「仮説と検証」です。

研究というものは、ある日突然降って湧いてくる類のものではありません。長い歴史の中で、何がわかっていて何がわかっていないのかを理解している必要があります。一人の研究者が、一つの論文で全ての謎を解き明かすような研究は、まずありません。ある条件のもとでは、こういうことがここまでがわかった、ということを報告するのが論文の役割です。しかも、科学をやっているのも人間ですから、間違うこともありますし、その後まったく新しい知見が見つかって過去の知見が否定されることもあります。しかし、だからと言って過去の知見に価値がないということではなく、否定されて更新されていくことが価値だと考えられます。

私は研究を行う際には、必ず仮説を立てよと徹底的に教育されてきました。仮説というのは、「もし仮にそれが正しいとしたら」と一時的に正しいとしておくアイディアや、これまでの結果から「こうじゃないか」と予想される考え方のことです。場合によっては、それは否定されるかもしれませんし、一部は正しいという結果が出るかもしれません。

仮説と事実を分けるというのは、研究者でも難しいものですが、仮説はあくまで仮説であって、それに対して意見を求められても、「そうかもしれないし、そうじゃないかもしれない。むしろそれが正しいと言えるためには、あと何がわかればよいと思うか慎重に考える必要がある」としか、コメントのしようがないのです。

中には、とりあえずいろいろやってみたら面白いことが見つかったというようなデータ駆動型（データドリブン）の研究もありますが、それにしてもそもそもどうしていろいろやってみようと思ったのか、そのきっかけにはまず、検証したい大きな仮説があったはずです。このように仮説を立ててそれを検証するというスタイルは、仮説検証型（仮説ドリブン）研究と呼ばれています。

この大きな仮説を検証する上で、さらに細かな仮説を検証する必要があります。このような仮説は、作業仮説と呼ばれており、作業仮説の検証を行った結果、また新たな疑問が出てきて次の作業仮設の検証に入ります。

このように作業仮説の検証を繰り返すうちに、大きな仮説の検証作業が進んでいるというのが研究の一連の流れになります。ひょっとするとこのような流れは、研究に限らず一般の社会でも、家庭でも行われているものかもしれません。それを愚直にやっているのが、研究者の仕事です。

したがって、まず何がわかっていて何がわかっていないのか、という歴史を知ることが重要です。その上で、湧き上がる疑問点や未解決の問題点を挙げます。それに対する一般的な解決法を提案していきます。その中で自分が解くべき問題の仮説を立て、それを検証することが研究の目的となります。その具体的な検証方法があり、検証結果があります。結果を受けて、過去の研究を引き合いに出しながら、自分で広げた風呂敷を回収するのが、考察となります。

これが研究計画であり、論文の構成でもあります。予算の申請書も、プレゼンテーションも全てこの順番で行うことが、研究者のお作法になっています。

したがって、研究者と話す時や、研究者に何かを説明する際は、この順番を意識するだけで、専門家の先生の機嫌を損ねずにお話を聞いてもらえるかもしれません。

研究者にとっては、全ては仮説に過ぎず、それを検証できない限りは予想であって、断言はできないのは以上のような理由からです。しかも仮に検証できたとしても、その可能性があることが示唆されるのみであり、また新たな仮説が生まれるだけなのです。

「再現できないこと」は信じられない

さて、研究者が慎重な物言いをするもう一つの理由が、再現性の問題です。再現性とは、同じ条件で同じ結果がもう一度得られるということです。たとえば、りんごが木から落ちるという現象は、何度やっても同じ結果になります。5回に1回は、下から上に飛び上がるということはあり得ないわけです。

一方で、生物学や人間に関わることなど、不確定な問題では、再現性が指標となります。仮説を立て、検証した結果、その現象が生じるのはたまたまなのか、たまたまでは済まされないことなのかを検討する必要があります。物理現象のように、何度やっても必ずそうなるということはごく稀で、生物学では、たとえばそれが100回のうち99回なのか、50回なのかという議論になります。

特に現代生物学においては、この再現性が唯一絶対の指標であり、再現性を唯一神とする宗教であると言っても過言ではないでしょう。つまり、我々に知ることのできるのは、何回も検証を行った結果それがどれくらい確からしいかを知る、つまり確率を知ることだけなのです。

そのため、現代科学の範疇では、一回しか起こらないこと、たとえばあなたとわたしの違いような個性の問題などには答えられません。条件Aをもつ集団と条件Bをもつ集団の違いというような問題にしか検証作業ができないのです。

したがって、統計学の知識が欠かせないものとなりますし、得られる結果も、確率でしかありません。仮説が正しいという確率が高いけれど、必ずしもそうとは言い切れないというような結論しか出ないのです。

だから、研究者は何を聞いてもはぐらかすとか、不確定なことしか言わない、優柔不断と思ったなら、その研究者はある意味、研究者として正しい姿勢を貫いていると言えるでしょう。

データに対して公平であるために

さらに公平性を期すためには、検証を行う人が、現在どんな条件の対象を検証しているのかを知らないということが重要になります。人間、どうしてもバイアスや主観が入ってしまうからです。

さらに、得られたデータを統計解析する人は、検証を行った人とは別の人間で、しかも、自分が解析しているデータが、どんな条件のものか知らないということが求められます。

最終的に、検証結果を合わせる時に、どちらがどちらの条件だったかを知ることになるわけです。このような試験方法は、二重盲目（ダブルブラインド）試験と呼ばれています。そこまでしてようやく、公平性の担保されたデータとなり得るわけです。

したがって、どのような方法で検証されたかもわからないようなデータを見せられても、専門家は口をつぐんでしまうしかないということになります。科学の最低限のルールを守れていないものに対してはノーコメントという他ありません。別に意地悪をしているわけではないのです。

研究者のトリセツ

では、研究者と接する時はどんなことに気を付ければ良いのでしょうか。

研究者に限らず、仕事の文章では要約が最初にくることが多いと思いますが、研究者が日々目にする論文もタイトルの次は要約がきます。要約を読んで大枠を掴《つか》んでから本文に入っていきます。また、申請書などもまずは内容を数百字で要約するということが徹底されています。

したがって、枝葉末節に入る前に要約を述べると研究者は安心するかもしれません。よく「結論から言え」と言われることもありますが、早急な結論は、あなたの主観に過ぎないのではないかと警戒されてしまうかもしれません。短い要約の中にも、背景、問題点、解決法、仮説、検証というような順番は守った方が良いでしょう。特に、背景を話すことは、これから話す仮説の裏付けとなることなので、しっかりかつ簡潔に説明した方が良いといえます。

また、研究者にはクリティカルシンキングが根付いているので、何気ない質問なども批判と受け止めて真剣に回答を考えてしまうかもしれません。逆に、何か提案してもすぐに粗を見つけて指摘するのも、それも研究者の性《さが》だと思って温かく受け止めてほしいです。別にあなたの人格を否定しているわけではありません。

また、研究者サイドから見ると「素人質問」ほど怖いものはありません。市民講座などで、悪気なく質問したことが、非常に本質的で、つまり教科書にも書いていないような難しい問題だったりして、真面目に回答しようとすると深みにはまってしまうようなこともあります。質問者は本当に何気なく質問しただけなのに、こちらからすると何か深いワケがあってこの質問をしているのかなどと勘繰ってしまいます。研究者が答えに詰まっているときは、結論を焦らずじっくり答えを待ってあげてほしいのです。

研究者のライフワーク

研究者の仕事は研究だけではないというお話をしましたが、研究をしたらその成果を発表したり、報告したり、また研究のための予算を獲得するために申請書を書いたり、わかりやすい図を作ったりとかなりデスクワークが多いのも確かです。

論文にせよ、報告書にせよ、申請書にせよかなりの分量の文字を書く必要があります。それも、ただのエッセイではなく、しっかりとした筋道の通った文章を書かなければなりません。場合によっては、人の心を掴むような面白いストーリー展開も重要になります。そういう意味では、高い「国語力」が試されます。使用する言語がなんであれ、まずは正しいロジックで、正確に記述し、話す能力が問われます。

大学という場所は、研究者がその読み書き、質疑応答の技術を後進である教え子たちに伝える場所でもあると思っています。以下、作文、プレゼン、質疑応答と分けてひとつひとつ見ていきましょう。

いつも何か書いている

よく「理系は国語は必要ないから受験では国語を選択しなくて良い」などと言われますが、これは大きな誤りです。声を大にして訴えたいのですが、理系でも国語力が必要不可欠です。特に、作文能力が非常に問われます。しかもダラダラと文章を書くのではなく、過不足なく的確にビシッと伝えたいことを短い文章で要約できるような能力が必要です。

学術的な文章、特に理系の文章は、ポエムではありません。つまり、読者によって感じ方が異なるようではいけなくて、全ての読者が同じたった一つの結論に至るような文章を書かねばなりません。最もわかりやすい例では、家電製品の取扱説明書のような、要を得た簡潔な文章です。

大学受験では、答えのあることに対して答えを素早く出すトレーニングをします。一方、大学ではレポートがかなりのウエイトを占めることになります。この変化にとまどう学生が多いのも確かで、誰からも書き方を教わったわけでもないのにいきなりまとまった文章を書けと言われるのは、少し理不尽かもしれません。

学生たちは、小学生の頃から運動会の感想文や読書感想文など、自分の気持ちを表現するような作文しか習ってきていません。その結果、レポートも感想文のように、感銘を受けただの、感動しただのと書いてある例が非常に多く見受けられます。

しかし、理科系の文章を書くにはそれなりに時間をかけて特別なトレーニングが必要であり、初めからできなくて当たり前なのです。それを教え、鍛える場所が大学であるはずなのに、大学ではそのような基礎トレーニングを積む前に専門知識を教えがちです。

私の大学一年生向けの講義では、本書に書かれているような研究者の思考法や、文章の書き方、論文の検索の仕方などをまずしっかりと教えるようにしています。その講義でも教科書として採用している木下是雄の『理科系の作文技術』（中公新書）は、理科系の作文方法の技法に関して詳細に書いてある名著です。古い本ですが、いまだに売れ続けており、バイブルといえる古典的名著です。一冊持っていても損はありません。

ここで述べたような、要約、背景、問題点、解決法、目的、方法、結果、考察という研究者のロジックは、会社の企画書などにも応用可能だと思いますので、大学で学べなかったという人はぜひこの機会に改めて知っていただければと思います。それ以外にも研究費の申請では、背景の部分は着想に至った経緯を問う欄がありますし、研究計画の部分では、提案した計画がうまくいかなかった場合の代替法などを記載することもあります。

私自身は、企業勤めのみなさんが普段どういう文章を書いているかはわかりませんが、かなり共通する部分があると伺っています。こうした基礎を学ばずに入社した新入社員が、大学で何を学んできたんだと怒られていないかどうか心配です。なぜなら、それは教えられないとできなくて当たり前なものなので、その責任はちゃんと教えなかった大学の指導教員にあるのかもしれないからです。

いつも発表している

プレゼンも日常茶飯事です。研究者へのプレゼンは、論文を書く時のロジックと同様の流れで行えばまず間違いありません。逆にいえば、この流れにのっとっていないと気持ちが悪く、印象が悪くなると考えて良いでしょう。

プレゼンにおいては、時間厳守は当然のこと、時間配分も重要です。流れは大まかに、背景、手法、結果、考察ですが、この割り振りをしっかり管理しないと忙しい聴衆は最後まで聞いてくれないかもしれません。その配分は自分が求められているプレゼンの内容によってもダイナミックに変わってくるものですし、聴衆が誰かによっても柔軟に対応しなければならないための工夫が必要です。

私自身は学生の頃、専門外の先生たちの前で発表する際、考えすぎて手法の説明に比重を置きすぎた結果、プレゼンの時間をかなり超過してこっぴどく叱られた経験があります。それ以来、配分に気をつけるのはもちろん、しっかり練習を重ねて時間内にプレゼンを終わらせるように努力しています。

ある先生が、出張先のホテルの隣の部屋から大きな声で練習する声が聞こえてきたので、てっきり学生かなと思ったら、翌日のメインスピーカーの大先生だったという逸話があります。どんなに経験を積んだ大御所でも練習を怠りません。

さて、プレゼンの流儀は人それぞれだと思いますが、学生がよくやる、「次に背景を説明します」などと一回一回細かい区切りが入るプレゼンはあまり好ましくありません。どちらかといえば、流れるように一つの物語に沿って話されると魅了されてしまうものです。理系はポエムじゃないと言いましたが、結局聴衆は物語、ストーリーを求めているからです。

いつも誰かに質問し、質問に答えている

テレビでは大臣などの記者会見を目にする機会が増えました。会見自体の良し悪しに対するコメントは差し控えるとしても、記者の質問とそれに対する応答のグダグダした感じを目の当たりにして、がっかりした気持ちになります。正しく質問できない人、正しく答えられない人がいかに多いかを思い知らされます。

どうしてがっかりするかと言うと、これも大学の卒業研究でしっかり指導しなかった教員にも責任の一端があると思うからです。正しく質問し、答えることも初めからできなくて当たり前なので、作文同様トレーニングが不可欠なのです。

記者会見に限らず、市民講座などでも、質問と言いつつ自分語りで終わったり、肝心の質問がなんだったのかよくわからなかったりする場面を目にされた方もいるのではないでしょうか。「大変素晴らしい発表をありがとうございました、私もね……」のように自分の感想や経験を述べる例が多く見受けられますが、研究発表という場においてはその時間は必ずしも必要ないと思います。これも、感想文教育の弊害で、自分の心情を

語らないと気が済まないのかもしれませんが、聴衆が聞きたいのは質問者のお話ではなく、発表者のお話です。なのでなるべく長く発表者のお話を多くの人が聞けるよう質問内容にも配慮したいものです。高名な先生などにせっかく質疑応答できるチャンスは限られていますから、なるべく多くの人が、平等に的確に、大勢の人のためになるような質疑応答にしたいものですね。

良い質疑には、「まず質問は2つあります」などと、あらかじめ宣言し、質問文を端的に言ってから、その真意などを説明するタイプがあります。

一方、回答の側では、質問に「答えていない」例が多く見受けられます。「はい」か「いいえ」で答えられる質問に関しては、まず「はい」か「いいえ」で答えることが求められています。

また、もし質問がよくわからなければ、よくわからないまま無関係な回答を続けるよりも「ご質問は〇〇という意味でしょうか」と聞き直した方が、お互いに生産性が上がるはずです。もしかすると、質問者も勘違いをしている場合もあるからです。

質問者には、必ずその質問をした意図があるはずです。質問者はなぜこの質問をしたのか、自分から何を聞き出したいのかを察知して、もう一手先まで読んで回答できれば時間の節約になり、活発な議論ができると私は思います。

いずれにせよ、これらの技術は一朝一夕では身につくものではありません。とにかく場数を踏んだり、質疑応答が上手い人を真似《まね》たりして、少しずつできるようになっていくしかありません。そういう意味では、学会会場というのは大変勉強になる場所です。会費を払って学会員になればどなたでも参加できますし、学会によっては無料の市民公開講座なども開催されていますので、ぜひ一度足を運んでみてはいかがでしょうか。

研究者の楽園「学会」

「学会」というとどのようなイメージでしょうか。重大な議題が話し合われ、未発表の研究成果報告がなされその賛否両論が決定される。従来の学説を覆すようなとんでもない研究は、学会で糾弾され、その大発見をした博士は、学会を追放され、やがて復讐を誓う――このようなイメージでしょうか。

ところが、学会は、みなさんがイメージするようなそんなドロドロしたものではありません。同じ興味をもった者同士が所属する同好会のようなもので、メールによる情報交換や研究会の開催、人材募集や助成金の案内、学会誌の発行など、所属しているといいことがあります。中でも一番のメインイベントは年に一度の年会（大会）です。

毎年、いろいろな場所で開催されるため、その土地に行けること自体がまず楽しみでもあります。大体は、大学がある大都市が多いですが、規模の小さな学会ですと、観光地などで開催されることもあります。別に遊びに行っているわけではありませんが、同じ研究分野に興味を持っている同志が一堂に会するのは楽しいものです。大学時代の同期や先輩、恩師などとも久々に会えて同窓会のようになることもあります。

他にも激論を交わし合い、研究の悩みを打ち明け合い、その解決法を提案し合うなど建設的で有意義な時間です。決して、紛糾して追放などということはありません。

学生や研究員にとっては、自分の一年間の研究成果を発表できる良い機会になります。未発表のデータを発表しても、その研究内容を勝手に真似したり、盗用したりしないという〝紳士協定〟もありますが、とはいえ、何をどこまで発表するかという判断が結構スリリングで、それが学会発表の醍醐味《だいごみ》でもあります。

大半はもうすでに論文になっているような、完成されたデータを持ってきますが、たまに本当に取れ立てでまだ評価も定まっていないような生のデータを持ってくる研究室があったりすると人だかりができて質問が絶えないということもあります。そういうデータにでくわせるのも楽しみの一つです。

学会発表には、大まかにポスター発表と口頭発表の2種類があります。口頭発表の方は、いわゆるプレゼンテーションで、決められた時間内にプレゼンして、決められた時間内に質疑応答をして終わりです。発表したという成果は得られますが、あまり有益なフィードバックは得られないかもしれません。

一方、ポスター発表は、だだっ広い会場にポスターボードが何百枚分も用意されており、何百というポスターが一斉に張り出されます。個々のポスターの前には発表者が一人または数人立ち、好きなタイミングでやってくる聴衆にプレゼンをし、質問に答えます。口頭発表のように頭から終わりまでプレゼンさせてもらえるケースは少なく、どちらかというと突然予想だにしなかった質問が飛んできてそれに対処するという応用力が試されます。

しかも、目の前にいるお客さんがどの程度の背景の知識を持っているかもわかりませんので、どこから始めてどこまで深く説明するか、顔色をうかがいつつ瞬時に判断する必要があります。私も無垢《むく》な学生の頃、一生懸命、背景となる他の研究者が行った研究の歴史について力説したところ、目の前にいるお客さんこそがその研究をした張本人だったなんていう赤っ恥をかいた経験もあります。同じように、なんか変わったおじいさんがきたなぁ、やたら変な質問をしてくるなぁと思って後で先生に聞いたら、その分野の超大御所の先生だったなんてこともありました。まさに知らぬが仏です。

人によっては頭から説明してなどと言ってくることもありますし、突然終盤の方に質問を投げかけてくる人もいます。偉い先生は忙しいから1分で説明してということもありますので、原稿など用意してもほとんど無駄です。非常に高度なコミュニケーション力が試される、それがポスター発表と言えるでしょう。

このように学会会場は戦場のようでもあり、お祭りのようなものですが、いろいろな人に出会い、いろいろな人のプレゼンを見て技術をまねたり、自分の失敗を反省したりと相当勉強になる会でもあります。

研究者はうちにこもってマニアックな研究をしているというイメージがあったかもしれませんが、このように高いコミュニケーションスキルが要求されるものです。経験上、意外とおしゃべりが好きな人が多い印象です。特に自分の好きな研究分野について話し出すと止まらなくなります。要するに、オタクなのでしょう。私はそんな研究者たちが大好きです。

第1章のまとめ

- 研究者の仕事は想像以上にサラリーマンだった
- その研究が何の役に立つという疑問は、研究者を苦しめている
- 研究者が曖昧な物言いなのは、公平であろうとするがゆえ
- その秘密は、研究者になるまでに受けてきた教育にある
- 研究者が集う学会会場は、かなり勉強になる面白いところ

〈未来の脳科学研究、こうなったらいいなぁ①〉

研究結果の再現性はＡＩが担保する?

科学は、再現性を最も重要視しています。いつ、どこで、誰がやっても同じ結果が得られることが求められますし、それが大前提で進んでいます。しかしながら、一流の学術雑誌である「Nature」が行ったオンラインアンケートによると、研究者の約９割が、研究結果の再現性に危機感を覚えているという結果が得られたそうです。テレビや雑誌でも取り上げられるような、わかりやすい成果や話題性のある研究結果が、実は間違っていたということは数多くあります。ところが、すでに一般にその間違った結果が浸透してしまっているため、その知識は誤解だったともう一度知らしめるのは大変な労力になります。

したがって、研究結果の審査はより厳正に慎重に行われるべきですが、やはり人間のすることですので間違いは生じるものです。特に、最近では研究に使われる技術が高度になってきているため、特定の装置や実験材料を所有しており、その使用方法に習熟している人でないとその結果が出せない実験結果もあります。これは、科学が先端化していく上では避けられない事態ではありますが、その研究グループのその人しか再現できないものは、評価のしようがありません。

研究技術の中には、一子相伝のような職人技や超絶技巧も存在します。研究職には、芸術や技術職のような性格もありますので、たとえばその技術が学びたいがために、その先生に師事するということも重要視されます。しかし、このような性質は「いつでも、どこでも、誰でも」という現代の科学の潮流にはそぐわなくなっていることも事実です。

また、研究の中では、何か指標を決めて、ある基準を下回ったか上回ったかなどで比較するという行程も存在します。しかし、この指標を決める際、なるべく研究者自身の主観を排除して行う必要があります。これに対して二重盲目試験といった、偏見をなるべく排除した方法がとられることが望ましいですが、やはり人間のすることですので、万全とは言い難いものがあります。

このような観点から、研究現場でのロボットやＡＩの活躍に期待しています。ロボットに一子相伝の実験技術を継承できれば、いつどこでやっても実験結果のクオリティを保証することができるはずです。また、指標を決める際にも、一切の主観を排除して、万人が納得できる形で指標を提案することもできるのではないかと期待しています。

ビッグデータの統計から得られる情報量は多く、もはや人間の脳では処理しきれない膨大なものになっています。しかし、再現性や統計でもって研究内容を評価している以上、個体差や小さな違いなどは無視するより他ありません。

脳科学をやる上では、もちろん個人差や動物種によらない脳の共通した原理を追究するのも重要ですが、一方で、「なぜ私なのか」という疑問に答える個性を取り扱うことも重要ではないかと考えています。ＡＩの力を借りることで、これまで見逃してきたような個人差を取り扱えるような、新しい評価指標が登場することを期待しています。

第2章　脳の研究手法

そもそも脳ってなに？

私は脳の研究をしていますが、脳の研究方法にもいろいろあります。人間の脳を科学的に取り扱って研究するのは容易ではありませんので、私は哺乳動物であるマウスの脳にヒントを得ながら研究をしています。普段自分が用いている研究材料や研究方法を紹介しつつ、研究の現場のリアルな実態について知ってもらえればと思います。
脳は、みなさんも一つずつお持ちで、付き合いも長いと思いますが、ご自身の脳のことについてどのくらいご存じでしょうか。そう言われてみると、あまり脳のことを知らないで過ごしているなぁという方が多いのではないでしょうか。かく言う私も、まだまだわからないことばかりで、むしろ自分の脳がわからないからこそ研究者を志しました
し、ライフワークとして選択しました。
脳は、大体1300gくらいの脂っぽいかたまりで、頭蓋骨によって堅牢《けんろう》に守られています。さらに頭蓋骨の下では、硬膜、クモ膜、軟膜からなる髄膜によって保護されています。ゆで卵の薄皮のようなものを思い浮かべていただければよいでしょう。

心臓や腸などと違い、動きがないため外観からその動きを類推することは困難です。脳を取り出してみても中には液体が詰まっているばかりで、全く何をしているところなのかわかりません。事実、長い間、脳は単に血液を冷やすための器官だと思われてきたという歴史があります。心の働きの中心的な働きをする場所であると考えられ始めたのは、ほんの最近のことなのです。

さて、脳神経という言葉がありますが、脳と神経は何が違うのでしょうか。神経は、全身にくまなく張り巡らされている導線のようなもので、手足や目、鼻、口、耳などの五感からの情報を脳へと伝える役割を担っています。あるいは、脳からの情報を筋肉に伝えて筋肉を動かすのも神経の役割です。脳は、神経の情報を統合し、全身に指令を伝える司令塔のような働きをしています。

脳と神経を合わせて、神経系と言います。系というのは、システムと言い換えるとわかりやすいでしょうか。脳や、脳と全身のインターフェースである脊髄を合わせて中枢神経系と呼びます。

一方、体に張り巡らされている神経は、末梢神経系と呼ばれています。このうち、五感からの情報を脳に伝える神経を感覚神経系、筋肉を動かす神経を運動神経系と呼びます。さらに、臓器や筋肉と連絡し、意識することなく体のいろいろな機能を調節している神経は、自律神経系と呼ばれており、活発に働く時に優位になる交感神経系と、リラックスしている時に優位になる副交感神経系からなります。

私たちは、普通、自分の体のことは自分で全てコントロールできる、自分の意思で全てを決定していると思っているかもしれません。しかし、逆に私たちの体の働きのほとんどは無意識のうちに起こっているもので、意識してやっていることはほとんどないと言われています。もちろん、脳が重要な働きをしているのは間違いないのですが、自分の脳のことですらも、意識に上る部分はほんの氷山の一角に過ぎないと考えられています。

脳の解剖

この「意識ある脳」が脳の働きのほんの一部であるために、脳を研究することは非常に難しいものとなります。人間の脳の活動を直接測定する技術はほとんど存在しないからです。まして、言葉を話さない動物の脳を研究するのは、非常に骨が折れます。

一方で、動物の脳を研究する際の利点としては、ある処置をしたのちに生じる脳の変化を、顕微鏡のレベルで即座に観察できる点にあります。

実験をする上では、なるべく条件を簡略化し、その因果関係を調べる必要があります。ヒトの脳も、死後検体として提供され研究に用いられることもありますが、生活習慣や病歴が異なり、もしかするとさまざまな疾患に複合的に罹患《りかん》していたかもしれません。遺伝子が関連する病気ですと、親や子を含む家族の病歴まで考慮に入れて調査するのは非常な労力となります。

その点、実験用に飼育されているいわゆる実験動物は、どのような遺伝子を持った親から生まれてきたかがしっかりと管理されており、栄養や睡眠、あらゆる生活習慣が、固体間で均質になっていることが保証されています。したがって、ある実験操作をした直後に、脳を取り出して調べれば、その時に観測された変化は、その実験操作の影響のみによると仮定できます。

脳組織を傷つけないように髄膜を除去し、脳を摘出した後に、ホルムアルデヒドという薬品に一時的に漬け置きします。生体標本などを保管しておくホルマリンもこの薬品の溶液です。この薬品は、なるべく脳細胞の構造を維持しつつ、脳組織の腐敗を防ぐ効果があります。このような行程を「固定」と言います。これにより、その瞬間の脳の状況がありのまま保存されるのです。

細胞は通常目に見えませんので、染色と呼ばれる行程を経て、目に見える形になります。脳組織を薄く切り出し、染色して顕微鏡で観測することができます。あるいは、細胞の上で働いている受容体などのタンパク質がどのように変化を受けたかを見ることができます。これを実験操作を加えなかった個体の脳と比較することで、実験操作が脳細胞にどういう影響を及ぼしたかを類推することができます。

「シワが多いほど頭が良い」は誤解

動物実験と書きましたが、どんな動物の脳を利用するかが問題となります。もちろんヒトと類似している霊長類の脳を利用できればグッと理解が深まるとは思いますが、ヒトに近い分、研究倫理の審査が厳しく、また飼育や取り扱いも難しくなります。

一方で、昆虫などの無脊椎動物や、魚類などの比較的取り扱いが容易な実験動物もヒトと同様の基礎原理を持った脳を持つため、研究にもよく利用されます。どのような生体現象を解き明かしたいかによって、どういった種類の動物を利用するかを慎重に検討する必要があります。

ちなみに、動物の一種という枠組みで人間のことを指す場合はカタカナでヒトと書くのが通例となっているようですので、本書でもそのように使い分けたいと思います。

研究を行うには、予算と期間の問題が避けては通れません。限られた予算の中で、効率よく研究計画を遂行していくためには、実験動物の飼育にかかる労力が少なく、成長や繁殖のスピードが速いものが好まれます。また、近年では、遺伝子を操作することで病気のモデルを作製したり、特定の遺伝子の関与を調べたりするという性質の実験も行われるため、遺伝子の操作のしやすさや方法論の多様性が重要になります。

その点では、ヒトと同じ哺乳動物であるマウスや、無脊椎動物を代表してショウジョウバエ（果物に集まってくる小さなハエ）が採用されます。また、体が透明で観測が容易に行えることから、コイや金魚の仲間のゼブラフィッシュも利用されます。

その他にも、いかにユニークな動物で実験をするかが評価になるような学問分野もあり、生物学の研究は実に奥が深いと思い知らされます。

さて、哺乳類に話を限定して、脳を比較して見てみましょう。哺乳類とは、人間と同様、お母さんのお腹（子宮）の中で育ち、生後はお乳を飲んで成長するタイプの生物です。

哺乳類の脳を見比べてみると、これが同じ脳なのかと驚きます。図1は、いろいろな哺乳類の脳を上から見たものです。一見して、どれも脳だとわかる程度には類似していますが、よく見ると違いがあることがおわかりいただけるでしょうか。

基本的には、どの脳の大脳皮質にも右脳と左脳があり、その下に小脳、そして脊髄につながる脳幹が見えています。ヒトの場合は、大脳皮質が非常に発達しているため、小脳は隠れて見えませんが、基本的な構造は一緒です。

一方、マウスやラットなどの大脳皮質にはシワがないことに気づいたでしょうか。巷《ちまた》ではこの脳のシワが多いほど「頭が良い」と言われていますが、それは誤解です。このシワは、大脳皮質の表面積と頭蓋骨の大きさによって決まりますが、ヒトの場合は大脳

図1　いろいろな哺乳類の脳

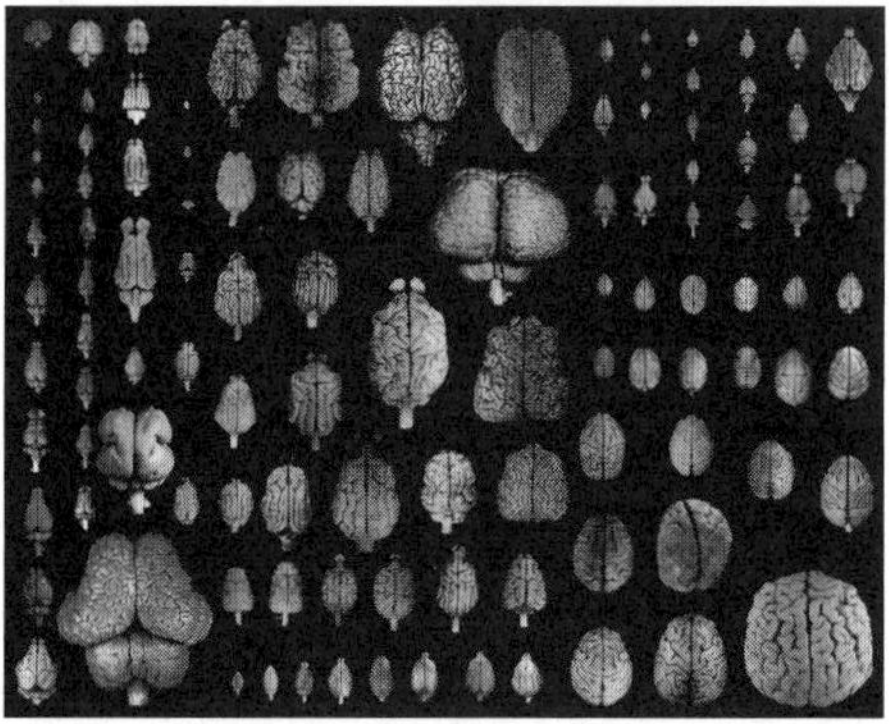

出所：Florian Maderspacher, Sizing up the soul's seat, Curr Biol. 26(20), 2016
https://doi.org/10.1016/j.cub.2016.09.066

皮質を広げた際の表面積は、新聞紙一枚程度と言われています。それを頭蓋骨の中に入れるためにはシワができてしまいます。

霊長類の中でも、コモンマーモセットではシワがないことが有名ですし、キツネの仲間のフェレットの脳にはシワがあることが知られています。

シワの有無と賢さにはあまり関係がないと考えて良いと思います。

機能獲得と機能欠損

動物実験では、ある実験操作をした際の動物の行動の変化や、組織の構造や細胞の形態やはたらきの変化からその実験操作の意義を類推するという方法がとられます。これにより、その実験操作と観測される変化の間の関係を知ることができるのです。多くの場合、我々が知ることができるのは「相関関係」です。つまり〝関係がある〟ということだけがわかります。さらに一歩進んで「因果関係」を知ることは多くの場合難しいですが、目標としては因果関係を証明したいという気持ちがあります。

生物の研究をする上では、機能欠損と機能獲得という方法が、因果関係を類推する上で有効になります。たとえば、古典的には、薬や電気刺激などで機能を増幅する方法や、臓器を切除したり、脳の神経接続を切断したりする方法がとられてきました。さらに最近では、遺伝子を直接操作することで、機能を欠損させたり、これまでなかった機能を与えたりすることができます。これによって、その遺伝子が、とある病気にどのように関与しているのか、あるいはその遺伝子を復旧することでどのように回復するのかなどを調べることができます。

遺伝子の操作や脳の研究などは神の領域で、できれば踏み込んでほしくないという意見も聞きます。実験動物の話をしてきましたが、不快に思った方も多いのではないでしょうか。

人間のエゴで、罪のない動物を利用してもよいのかという議論は昔からあり絶えることがありません。実際、ヨーロッパやアメリカでは、すでにサルを用いた研究は、法律で禁止されつつあります。

ドイツでは、医学部ですらも動物実験を行うことが難しく、コンピューターシミュレーションで勉強すると聞いています。

確かに研究者が、好奇心のままに動物実験を行い、むやみやたらに命を犠牲にしたり、いたずらに病気にしたり、実験をしているようなイメージが強くあるかと思いますが、それは誤解です。

これまでに述べてきたように、いきなりヒトで実験するのは困難です。たとえば、新しい薬や化粧品を開発した際に、その効果や影響を長期にわたって（時には世代を超えて）調べる必要があります。これは、単に好奇心からではなく、その研究をすることが人間社会やひいては地球全体の利益になると考えた上で行っています。

また、どの実験動物を利用するかには相当慎重な検討がなされています。当然、動物を使わない代替法も十分検討した上で実験を行います。

動物実験に関する法規制

日本における動物実験は、数々の法令によって規制されています。最も有名なものは、動物愛護管理法で、これは動物実験によらず、ペットなどにも適応される法律ですのでご存じの方も多いかと思います。実験に携わる人を守る法律も含めると8つの法律があります。

これらは、単に動物実験や研究活動を制約するものではなく、むしろ研究者を守り、よい研究結果を保証するために必要な施策と言えます。

さらに2006年、動物愛護管理法の第41条に、動物実験における国際的な理念である3Rが明記されました。それは、「Reduction, Replacement, Refinement」です。英単語だけ見てもイメージが湧かないと思いますので、一つひとつ見ていきましょう。

まずReductionですが、これは数を減らすということです。日本実験動物協会が調査した総販売数によると、２００４年に一年間で使用されたマウスの数は６３０万匹あまりでした。ところが、２００６年に３Ｒの原則が明記された２００７年には、４３０万匹あまりと激減し、２０１６年には約３００万匹まで減っています。

さらに最近では、研究計画書の提出が義務付けられており、使用する実験動物の数とその根拠を事前に申請する必要があります。研究成果を報告する論文でも、なぜその数の実験動物を使用したのかの根拠を記入する欄があり、無計画な動物実験は不可能になってきています。

次に、Replacementですが、これは代替法を検討するということです。たとえば、生きた動物ではなく、培養細胞や生体組織での研究で置き換えることができないかということです。

最後に、Refinementですが、これは実験動物に与える苦痛を最小限にするように実験を工夫しようということです。たとえば、実験をする際は適切な麻酔を用いることが義務付けられています。麻酔なしに、過度の苦痛やストレスを与えるような実験は、動物虐待に当たり、法令違反で厳重に処罰されます。また、実験する際は、常に動物の体

図2　動物実験3Rの原則

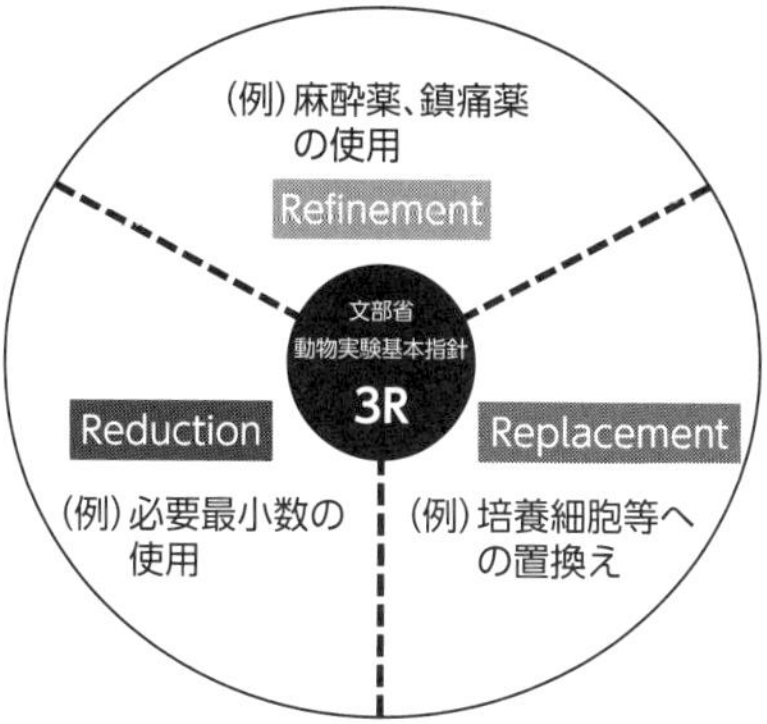

重や摂食量などを気にかけており、明らかな体重減少などが認められる場合は、即刻実験を中止します。
実験終了後は、直ちに動物に全く苦痛を与えない方法により安楽死させることも義務付けられています。実験に使用した動物は、専門の業者により丁重に火葬され、年に一回、実験動物慰霊祭を執り行い、実験動物に対する弔いを行います。
このように、研究者は好奇心のままに動物実験をすることはできません。常に愛と感謝の念を持って動物実験に臨んでいることをご理解いただければと思います。

薄くスライスしても神経回路は生きている

代替法で、培養細胞や生体組織を利用する方法について述べました。個体の生命が終われば、それを構成していた細胞や組織の生命活動も停止すると思われがちですが、動物の死後も組織はしばらく生き続けることができます。

適切に酸素や栄養を与え続けた環境ですと、数時間生き続けます。それをしっかり培地に生着させ自活できるようにした状態が培養という状態です。培養細胞は、数日は生き続け、植え継ぎを行うことでさらに寿命を延ばすことができます。

私が研究対象にしている脳も、しっかりと冷やした状態で摘出し、厚さ0・4ミリメートル程度にスライスしてから37℃に戻すことで、神経回路構造を保ったまま生かすことができます。

脳はかなり厚みのある臓器で、脳の表面は大脳皮質で覆われているため、大脳皮質以外の脳部位の活動を調査したい場合、脳の深部までを測定するのは技術的に非常に困難を伴います。ところが、脳の深部でもこうして、スライスして切り出してくれば、簡単に顕微鏡で観測したり、電気的な活動を測ったりすることができます。

また、神経回路構造は保たれているので、神経細胞がどのようなネットワークを作って活動していたのかを知る良い手がかりとなります。

したがって、なんでもかんでも生きた動物で実験するのが必ずしも最適な解とは限りません。自分が何を知りたいのかに応じて適切な試料を選択するのが良い研究と言えるでしょう。

研究のスケールによって異なりますが、生きた動物で行う実験のことを「in vivo」と呼び、摘出した脳や培養した脳、固定した脳で行う実験のことを「in vitro」と呼ぶことがあります。最近では、上述のように摘出はしたけれども、まだ生きている状態のことを「ex vivo」と呼ぶこともあります。

細胞レベルの研究をしているグループでは、摘出した脳であっても生きた細胞で実験をすることを「in vivo」ということもあるそうなので、その実験がどのレベルの実験なのかを見定めることは重要です。

たとえば、新聞やインターネットで大発見という見出しで研究成果が報道されることがありますが、よく読んでみたら、摘出した組織切片で行った実験結果だったということはよくあります。用いる実験系に貴賤はありませんが、どのような実験環境で得られた結果なのかをしっかり吟味した上で、実験結果を解釈する必要がありますし、研究者は誤解を生まないような説明を行う義務があります。

脳の電気を測定する技術

さて、生きている脳細胞の顕著な特徴といえば、やはり電気的な活動をする点にあります。この電気的な情報は実際に測ることができます。たとえば、脳波は、脳細胞の集合的な電気活動であり、頭蓋骨の上からも測定することができます。脳波は、1秒間にどれくらい波打ったかを表す指標である周波数で分類されています。脳波がゆっくりとしていれば体も眠っていて、逆に脳波が早ければ、集中して思考しているということが類推できるのです。

この脳波測定は、唯一人間から脳細胞の働きを直接記録することができる手段と言え

図3　脳から記録された脳波の例

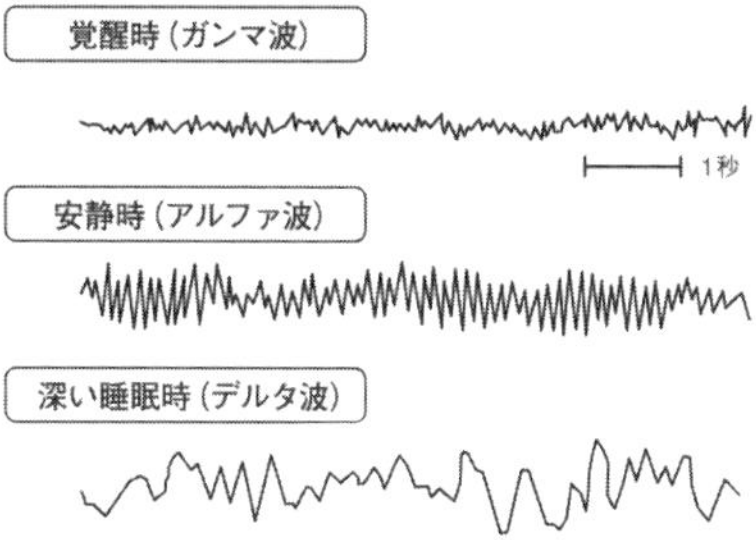

図0-1　脳から記録された脳波
脳の電気活動を示す脳波を測ることで、脳や体の状態を知ることができる

出所：拙著『脳を司る「脳」』（講談社、2020年）より一部改変

ます。一方、機能的磁気共鳴機能画像法（fMRI）や陽電子放射断層撮影法（PET）では、脳細胞が活動した結果生じる血流の変化などの二次的な変化を捉える方法であり、急速に進歩はしているものの、未《いま》だ神経の電気活動に匹敵するような早い信号を記録することはできません。

脳をはじめとする生体電気信号から、身体の状態や生体ネットワークの情報処理などの機能について調べる学問のことを電気生理学と言います。脳に限らず、多くの細胞は電気的な変化を示します。たとえば、筋肉や心臓の活動を電気的に測定した結果が、筋電位や心電図となります。

生き物の体が電気的な力を利用して情報伝達しているという事実は、1700年代にイタリアの科学者が、カエルの筋肉の動きの観察から発見しました。さらに、そこから着想を得た別の科学者が、2種類の異なる金属から電気を取り出せることを発見し、電池を発明しました。以来、多くの科学者が電気現象を熱心に研究した結果は、電磁気学として大成しました。今日の私たちの暮らしが多くの電化製品の恩恵を受けているのは、実は生物が発生させる電気現象から始まったというのは少し意外で驚きです。

その後、電気的な測定手法が向上するとともに、電気生理学も切磋琢磨《せっさたくま》して発展してきました。現在では、ヘッドギア型の装置や額に貼り付けた簡易的な電極で脳の活動を測定したり、リストバンド型のスマートウォッチで心電図を測定したりするなど、生体信号の測定技術は、目覚ましい進化を遂げているのはご存じの通りです。

最先端の顕微鏡技術

一方、生物学研究を推進したもう一つの重要な技術として顕微鏡技術が挙げられます。

顕微鏡の発達により、これまで単なる塊だと思われてきた生物の体が、細胞と呼ばれる機能単位の集合であることが理解されてきました。脳もまた、脳細胞からなる臓器であることがわかってきました。

細胞は無色透明な物体であるため、これを目で見るためにはさまざまな工夫が必要となります。１９０６年にノーベル賞を受賞したゴルジ染色という方法により、脳細胞を染め分けることが可能になったことから脳の構造やネットワークに関する理解が一気に進みました。最新の顕微鏡では、ミクロレベルを超えてナノレベルの細胞内部の微細構造までも見ることができます。これは、光ではなく、電子線を利用したもので、電子顕微鏡と呼ばれています。この方法では、細胞の微細構造を見ることはできますが、凍結したり真空環境下で測定したりする必要があるため、生きた細胞を見ることができないという難点があります。

一方、生きた細胞の働きに応じて明るさや色が変化する色素やタンパク質を利用することで、細胞がいつ、どこで、どんな時に活動するのかが明らかになり、生命現象に対する理解が飛躍的に向上しました。これを実現する顕微鏡は電子顕微鏡ほどの解像度はありませんが、高性能のカメラを接続することで、高速に撮影することができます。

顕微鏡を用いる利点は、電極のように一点からの情報だけではなく、画像を用いることで空間的な情報も得られる点にあります。

脳細胞の電気現象は、1000分の2秒程度のスピードで生じますが、顕微鏡でも1000分の1秒レベルの高速で撮影することが可能となってきており、一度に得られる情報が飛躍的に向上してきています。顕微鏡から得られるデータもれなくビッグデータの類になってきており、コンピュータや人工知能（AI）による解析が不可欠になってきております。

一方、顕微鏡技術の向上は研究者にとっては嬉しいことばかりではありません。最新の顕微鏡は、高性能であるがゆえに、全セットを導入しようとするとゆうに数億円かかります。さらに、アフターケアや日々のメンテナンスを知識や技術がある人が行わなければなりません。このような光学機器を個人で所有して、保守点検していくのは至難の業であり、今後の運用に関しては課題が山積みです。研究するのも楽ではありません。この問題に関しては、第4章でも再度取り上げたいと思います。

全身を見透かす透明化技術

生体組織は、脂質やタンパク質が多く含まれているため単に表面から光を当てただけでは透過することができません。レーザーを利用して、深部組織を見る方法もありますが、非常に高価な上に、現状では、脳の表面からせいぜい2ミリメートル程度までしか見ることができません。

このような困難を打破する逆転の発想が、生体組織の透明化です。理化学研究所の研究者らが発明した、Scaleと呼ばれる方法では、組織の脂質成分を尿素と置き換えることで、ほぼ透明な脳組織を作成することに成功しました。残念ながら生きたままでは透明化できないので、透明化した脳ではその働きを調べることはできません。

一方、仮に透明化したとしても、細胞の回路構造は保たれるため、神経回路の構造や病変部位などを調べるのには、もってこいの技術です。これによって、従来の限界を超えて脳の広い範囲を深いところまで観察することが可能となりました。これを皮切りに、世界中でさまざまな組織透明化が発明されています。最近では、脳だけでなく、全身の透明化技術も開発されており、これまで見えなかった現象が見えるようになるかもしれないと期待を寄せています。

自動車がたどった道

このように、現状では研究者側がどうにか創意工夫を行うことで、さまざまな困難を乗り越えてきました。顕微鏡は非常に便利ですが、むしろ顕微鏡の下に持っていくまでが工夫の見せ所であったりします。この部分をサポートしてくれる企業などは少なく、研究者同士で知恵を出し合っているのが現状です。

顕微鏡が非常に高価なので、使用できる研究者は限られています。運良く使用できれば、最先端のデータを得ることができ、そのデータを元に高額の予算を集めることができます。

一方、お金のない若手研究者は使用できず、そのためデータも集められず、予算も獲得できないという負のループに陥ってしまいます。

ここで、私が思う顕微鏡業界の未来は、自動車がたどった道が参考になるのではないかと勝手に考えています。自動車は、昔は一人一台とまで言われていましたが、最近では、自動車を購入するにも維持をするにもお金がかかるため、自動車を所有しない人が増えてきました。その代わりに、レンタカーやカーシェアリングが手軽に利用できるようになりました。

顕微鏡も、レンタルやシェアなどでもう少し安価にお試しできるとありがたいです。例えば、ソーシャルゲームのように、「無課金でも使えるけど、課金すれば良いオプションが選択できる」というような方法をとってみてはどうでしょうか。今年は、研究費に余裕がありそうだから、オプション追加でとか、今年は厳しいから昨年追加したオプションは解約します、などの選択の幅が広がるとより使いやすくなると思います。

海外で普及しつつあるコアファシリティというアイディアについては、4章でご紹介したいと思います。

第2章のまとめ

- 脳も臓器の一つに過ぎない
- 脳といっても動物によっていろいろ
- 遺伝子の操作が容易にできるようになった一方、規制も多い
- 動物実験は重要であり、さまざまな倫理的な制約のもとに行っている
- 脳科学の発展を支えた技術、電気生理学と顕微鏡技術

〈未来の脳科学研究、こうなったらいいなぁ②〉

脳を傷つけずに観察する手法

実験動物の苦痛を軽減するためには麻酔が必要不可欠です。麻酔には、大きく分けて局所麻酔と全身麻酔の2種類があります。局所麻酔は、活動電位の発生や神経伝導をブロックする薬剤で、情報が脳に伝わらないため、痛みやかゆみなどが感じられません。

一方で、全身麻酔がどのようにして効くのかは、未だ統一的な見解がありません。それにもかかわらず人間の手術などでも使われているため、この謎を解くことは急務です。おそらく脳に何らかの作用を及ぼしていることは想像できるのですが、いまだ断片的な理解しか得られていません。

麻酔は予測不可能な影響を及ぼしかねませんので、どの麻酔を選択したかが脳の研究をする上では一つの重要な要素になってきます。実際、似たような実験内容でも選択した麻酔が違うために期待したような結果が得られなかったということは多く見受けられます。

したがって、最近ではあらかじめ頭蓋骨を切除し、ガラスで置き換える移植手術を麻酔をした状態で行い、２週間程度回復させた上で、実際に脳の中を顕微鏡で観察する際には、頭部は固定するものの麻酔を一切かけないという観察手法が多く採用されています。この手法のおかげで、これまで麻酔の影響に隠れて見えなかった現象がいくつも見えてきました。また、ガラスの移植によって、長期間にわたって同じ動物の測定ができるため、病気の進行や回復、発達や加齢など、時間とともに変化する現象に対する理解が進みました。

いくら回復期間を十分設けるとはいえ、頭蓋骨を切除する際は、脳組織を傷つけないように十分慎重に行う必要があります。マウスの頭蓋骨は非常に薄く、０・１ミリメートルほどしかありません。これを、歯科用ドリルを使って丁寧に切除していきます。

脳を傷つけずに観察する手法のことは「非侵襲」な方法と呼ばれます。顕微鏡観察の場合は、光を用いるため脳組織を傷つける心配はありません。一方で、電極を用いる方法は、脳組織にガラスやシリコンでできた電極を刺入する必要がありますので、侵襲性が高い方法であると言えます。他方で、核磁気共鳴画像法（ＭＲＩ）などの場合は、頭蓋骨すらも削る必要がないため、脳組織にとっては、侵襲性が最も低い方法となります。

現状では、頭蓋骨に全く触らずに、脳細胞の活動を観測することはできません。脳細胞の中には、外部環境の変化に敏感な細胞がおり、変化を察知するとその性質を変えてしまうものがあります。また、頭蓋骨の内部には液体が詰まっており、高い圧力を保っておりますので、頭蓋骨を開けてしまうことでその圧力が変化してしまいます。したがって、頭蓋骨をそのままに保ち、脳内環境を変化させずに、ありのままの脳の姿を観察することができたら良いと切に願っております。

先に述べたように、生体組織を透明化する技術がありますので、生きた状態で頭蓋骨を透明化したり、あるいは頭蓋骨の光散乱をものともしない、もっと強力なレーザーで無理やり脳の中を見たりする技術が今後登場することを期待しています。

また、現在の顕微鏡技術では、１匹の動物だけを用いて頭部を固定して行うという制約があります。１匹を見るだけでも数億円の装置が必要で、さらに得られるデータはすでにビッグデータですが、さらに技術が進めば、複数の動物の脳を同時に観察して、個体間のデータを解析することで、社会性やコミュニケーションを司《つかさど》る脳のはたらきの理解が進むと期待しています。

人間も含めた動物は本来、自由に動き回り、自由に群れをなしコミュニケーションする生き物ですので、その自然状態にある脳の活動をありのままに記録することが、今後の課題となると考えられます。

現状では、個体の脳科学の理解もままなりませんが、ゆくゆくは集団の脳科学が発展し、ひいては、それが個体差や個性というものの理解につながるのではないかと私は思います。

第3章　脳研究の現場の事情

研究者になるための道のり

この章では、理系の研究の現場の事情をご紹介しましょう。私が知っているのは、理系のキャリアパスの一例ですので、他分野では異なるかもしれませんが、一般的に通用する部分も多いと思います。

最初に述べたように研究者にはいろいろな種類があるので、研究者になる道のりにもさまざまなルートがあります。ここでは、いわゆるアカデミアと呼ばれる大学や研究機関の研究者になるまでの道のりについてお話ししましょう。

さまざまなキャリアパスがありますが、研究者の大半は、大学を卒業した後、より専門性を高めるために大学院に進学します。大学院は、最初の2年間が修士課程、後半の3年間が博士課程となっています。大学院の5年間を一貫したものと考えて、修士課程のことを、博士前期課程、博士課程のことを博士後期課程ということもあります。大学院は、もちろん学部のように講義もありますが、その比重は小さく、そのほとんどを研究活動に費やします。

私自身は、受験の頃にはすでに脳の研究を志していましたので、当時少しずつ普及していたインターネット検索を利用して、いくつかキーワードを入れた結果、東京薬科大学というところに自分の知りたいことを教えてくれそうな先生を発見しました。大学というよりは、その研究室を志望して入学しました。大学の研究室では、第2章で述べたような研究技術はもちろんですが、以下に紹介するような、私の根幹をなす考え方を教えてもらいました。

大学と大学院の研究の違い

大学の卒業研究は、第1章に述べたような、読み、書き、発表、質疑応答を学び、実践する場であり、正しく研究背景を理解し、仮説を立て、それに対して正当な検証方法を提案できているかが評価になります。したがって、学生が卒業研究で大それた研究結果を出すことは、私は求めていません。

むしろ、きちんと研究計画を立てられたかが重要であり、自身の仮説を検証するために新しい実験方法を取り入れる必要がある場合は、その新しい実験系の立ち上げや導入で卒業研究が終了したとしても、きちんと評価すべきだと思います。

一方、大学院では、仮説に対して提案した検証によって、その仮説に白黒つけるところまでが求められます。白黒つけた結果、新たな示唆や疑問が浮かび上がってきます。それをしっかりと考察し、次の仮説検証にバトンを渡すところまでが修士課程の課題です。

ここで、運が良ければ一つの研究結果として論文に報告できる場合がありますし、2～3名の大学院生の結果を集結して一つの論文になることもあります。2～3名といっても、先輩から後輩に引き継ぎがある場合ですと5～6年でようやく一つのまとまった仕事になるということもザラにあります。

私自身は、学部時代に研究していたことをより専門的に研究したいと思い、当時から共同研究をしていた東京工業大学の先生のもとに進学しました。卒業研究から引き継いだテーマであったことや、先生方のご協力もあり、修士を卒業するまでに論文を一報出版することができました。

私の大学院の時の恩師は、自分の学生には同じテーマを与えないことをポリシーとしていました。仮に全員が研究者になった場合、同じテーマだと自分の弟子同士がライバル関係になる可能性もあるからです。これはラーメン屋の暖簾分けと同じことです。それ以来、私も自分の学生の研究テーマが被らないように工夫するようにしています。

自分の研究を守れるのは自分だけ

修士課程を無事修了すると修士号という学位を得ることになります。修士号が認められると、博士課程に進学する権利が得られます。

博士課程は、「はかせ課程」と呼ばれることもありますが、正式には「はくし課程」です。博士課程を修めて取得できる博士号という学位も、「はかせ」ではなく「はくし」ということになります。

博士課程では、一から研究計画を立案し、3年間で決着をつけることが求められます。よく、修士課程は、研究の練習、博士課程は、論文執筆の練習と言いますが、論文執筆に値する研究を3年間で行うことが求められます。

私が博士課程で取り組んだテーマは、脳組織の電磁気学的な特性の数理的な解析方法です。脳というと、心理学や認知科学のようなソフトウエアとしての面が人気ですが、私の興味は脳のハードウエアとしての特性を、数理的に理解したいという少々マニアックなものでした。

本当は、自分が修士論文の中でシミュレーションによって予想した結果を、第2章で述べた脳スライスを使って実験的に証明する予定でした。しかしながらちょうど東日本大震災があり、東京でも計画停電などの影響で実験が途中でできなくなってしまったため、完全にコンピュータの上でできる研究に切り替えたのでした。

多くの博士課程では、修了の要件として、原著論文を一報以上などという厳しい制約があります。博士論文の審査時までに、要件を満たさなければ、自動的に留年となります。

私が所属していた研究科では、原著2報、または原著1報と国際学会での査読付き口頭発表というなかなか厳しい要件でした。博士課程3年の夏に投稿した論文は、まだ採択の返事が返ってきておらず、もしこのまま年を越してしまうと卒業要件を満たせなくなるということで、査読付きの国際学会に申し込みました。結果的に、その12月に論文が採択されるのですが、本当に修了できるかとヒヤヒヤしていたのを覚えています。

博士課程の審査の過程もいろいろありますが、中間報告があり、その後、本審査に進んでいいかどうかを審査する予備審査があります。そこで合格をもらって初めて博士論文を執筆することにGoサインが出ます。博士論文を、審査員（たいていは5名）に査読してもらいつつ、本審査に移ります。

いずれの審査も、プレゼンテーションが主で、短い発表の後長い質疑応答の時間が待っています。

海外の大学院では、博士課程の審査のことをディフェンスと呼ぶことがあります。これは、審査員からの激しい攻撃から自分の論文を守るという意味です。審査員は、（わざと）意地悪な質問を繰り出します。これに対して、自分の研究成果や主張を守ってあげられるのは自分だけなのです。

また、審査員を外部の専門家に依頼することもあります。私も海外の大学院のディフェンスに審査員として参加したことがあります。その大学では、最終試験のプレゼンテーションは、持ち込み不可で、体一つで非常に短いプレゼンテーションだけを行い、その後は大勢の審査員から猛攻撃を受けます。これに対して耐え切ることができたら無事合格となります。

これはある種の儀式のようなものですが、審査員の立場からすると、無事耐え抜いた暁には「ノーサイド」、心からおめでとうという気持ちが湧き上がってきます。よく守り抜きましたね、という誇らしい気持ちです。世の中に博士を送り出すわけですからその責任は重いですし、無事合格したら胸を張って、博士の世界へようこそ、と仲間意識が湧いてきます。

学生からしても、審査の間は、審査員は恐ろしいものですが、後から思い返してみると素晴らしい機会を与えてくれた、自分を成長させてくれたと感謝の気持ちが湧き上がってくるものです。私も、今でも自分の博士課程の審査員の先生にお会いすると、その節はありがとうございました、今では一人前の博士になりましたと感謝の気持ちでいっぱいになります。

博士課程の審査後の爽快感は、ぜひみなさんにも一度味わってみてほしいものです。

博士とはどういうものか

博士と名前のつくキャラクターは、アニメや漫画にもよく登場しますが、白髪で髭が生えているようなイメージをお持ちではないでしょうか。

上述の通り、学術的な意味での博士は、大学院の単位を終了することで博士論文の審査資格が得られます。したがって、浪人や留年、飛び級などを考慮に入れなければ、大学に4年、大学院に5年の計9年間で、最短で27歳で博士になることができます。白髪のひげもじゃとはほど遠く、実にフレッシュな博士の誕生です。

必ずしも博士課程に在籍中に博士論文を提出しなくてもよく、博士課程の単位を満了し、修了した後も、博士論文の審査を受ける資格があります。

在籍時に取得した博士号は、課程博士と呼ばれ、修了後に取得したものは、論文博士（論博）と呼ばれますが、どちらも博士号としては同等のものになります。

27歳を若いと思うかどうかは感じ方にもよると思いますが、在籍している本人からすると、周りが就職していく中で、自分はまだ学費を払い続けている学生であるというのは実にプレッシャーを感じるものです。27歳というと、学部を卒業してすぐに就職した場合は5年目なので、会社でもそれなりの中堅にさしかかり役職がつき、結婚して子供のいる人もいるでしょう。早い人だと、マイカーやマイホームという話にもなります。

私も久々に旧友に会っても、埋めようのない距離感というか、疎外感を感じたものです。

海外の大学では、博士課程の学生は、立派な職業としてみなされ、研究室からお給料をもらって働いているとみなされます。一方、日本では、学費を払い続け、無給のことが大半です。

アルバイトと研究活動を両立するのは大変です。親からの仕送りなしでは生活することができないことも多いと思います。最近では、博士課程の学生の生活を支援するとか、学費相当のアルバイト料を支払う制度なども散見されますが、予算には限りがありますので、支援を長年にわたって継続するのは難しいようです。

そういう意味では、一度就職して経済的に安定を得てから、もう一度大学院に入り直して博士号の取得を目指す、社会人ドクターと呼ばれる取り組みは、大変良いと思います。当人は、働きながら勉強もして、研究もしてというのは大変だと思いますし、指導する側も夜や週末にしか指導できませんので大変な労力かと思います。それでも、博士号を取得することには意義があると思うので、ぜひそのような取り組みに理解のある企業が今後増えていけば素晴らしいと思います。

最近では、社会人が学び直しの機会を求めて大学や大学院に入り直す、「リカレント教育」が推進されています。子育てや介護などでいったん、研究から離れてしまったけど、もう一度研究の現場に戻りたいという思いは、できるだけ受け止めてあげたいと思います。

博士号って必要？

ところで、企業で働くのであればそこまでして博士号を取得すべきなのでしょうか。研究者になるわけではないから博士号は必要ないとお思いかもしれません。しかし、製薬企業などに勤める友人曰く、海外では博士号を持っていて企業で働いている人が大勢いるので、交渉やディスカッションをしても、博士号を持っていないと相手にしてもらえないという話を聞いたことがあります。

また、最近ではスーパーサイエンスハイスクール（ＳＳＨ）という取り組みも盛んに行われていて、教育業界でも高度な理科系の授業や実験、科学部や生物部などの部活の顧問でも、研究経験者、すなわち博士号を持っていることが求められていると聞いたことがあります。

博士課程まで進学すると就職に不利になるということも一時期言われていましたが、最近では博士号を持っていても普通に就職することも当たり前のようになってきています。博士号取得後のキャリアや企業アレルギーという話は、また後ほど取り上げたいと思います。

Ph.D.って何?

博士号取得は、学問のほんの入り口に過ぎません。ようやくパスポートを手に入れて、これから羽ばたいていくことになります。博士号取得後、研究者の卵としての人生が始まるわけですが、その話をする前に、博士号とはどういうものなのか、その理念をご紹介したいと思います。

博士号は、英語では「Ph.D.」と言います。よく名刺やメールの署名にPh.D.と書かれているものを目にすることがあるかと思います。これは「Doctor of Philosophy」の略で、日本語に直訳すれば哲学博士ということになります。でもどうして生物学や工学など皆それぞれの専門分野で博士課程を修めたにもかかわらず、全員Ph.D.なのでしょうか。

日本では、昔は医学博士や理学博士などという称号でしたが、近年では、博士（医学）や博士（理学）などと記すようになりました。博士であることに統一した動きかと思われます。

一方、同じドクターでも、お医者さんが医学部卒業後に国家試験に合格すると名乗れるのが、「ＭＤ」で、メディカルドクターです。

自然科学の起源は、古代ギリシャ時代の哲人にまで遡ります。アルキメデスやアリストテレスなどの学者は、数学者や医者であると同時に偉大な哲学者でもありました。自然について考えることは、哲学とは不可分であるということです。

哲学とは、人間とは何かや我々はなぜ存在するのかという疑問や、時間とは何か、宇宙とは何かなどを問うように、物事の根源を突き詰めて考える学問のことを指します。

したがって、とある学問の一分野で尖《とが》った研究を突き詰めて学問を修めた人は、人類が有史以来積み重ねてきた哲学にまた一つ新たなページを付け加えたことになるわけです。これが博士号が哲学博士と呼ばれる所以です。

博士号を取得するのが並大抵のことではないというのがおわかりかと思います。私たちの知識レベルは、小学校・中学校そして大学までは、教科書に書いてあることを学ぶものでした。全員が最低限知っていなければならない知識レベルを揃えるのが、教育の目的でもあります。

思えば、教科書に書いてあることも、最初は誰かの発見だったわけです。教科書も年々更新されていて、私が学生の頃は最先端の理論だったものが、今では高校の教科書に当たり前のように掲載されていたり、逆に当たり前だと思っていたことが実は間違っていて、教科書から削除されていたりするということも珍しくはありません。

大学で研究を始める頃には、その一般的な知識の中から、自分の専門を一つ決めて、後はひたすら専門性を錐《きり》のように尖らせていくだけです。

博士課程では、一人の博士として独り立ちするために、もはや指導教員ですら知らない新しい知見を科学の歴史に刻むことになります。一人博士が誕生するたびに人類の知識の総量がほんのわずか増えるというわけです。

しかし、その知識は非常に尖っていて、ほんのわずかなので、知識の総体からしたら、ちょっと吹き出物ができたくらいでしかないのかもしれません。しかし、その一見誰も理解できないような知識の積み重ねの上に、私たちの生活は成り立っているのです。

したがって、博士論文は、単なる現象の記述ではなく、新しい哲学の創出が目標となります。科学の歴史の上で何がわかっていて、何がわかっていないのか、自分の発見は

図4　人類の知識の総体とPh.D

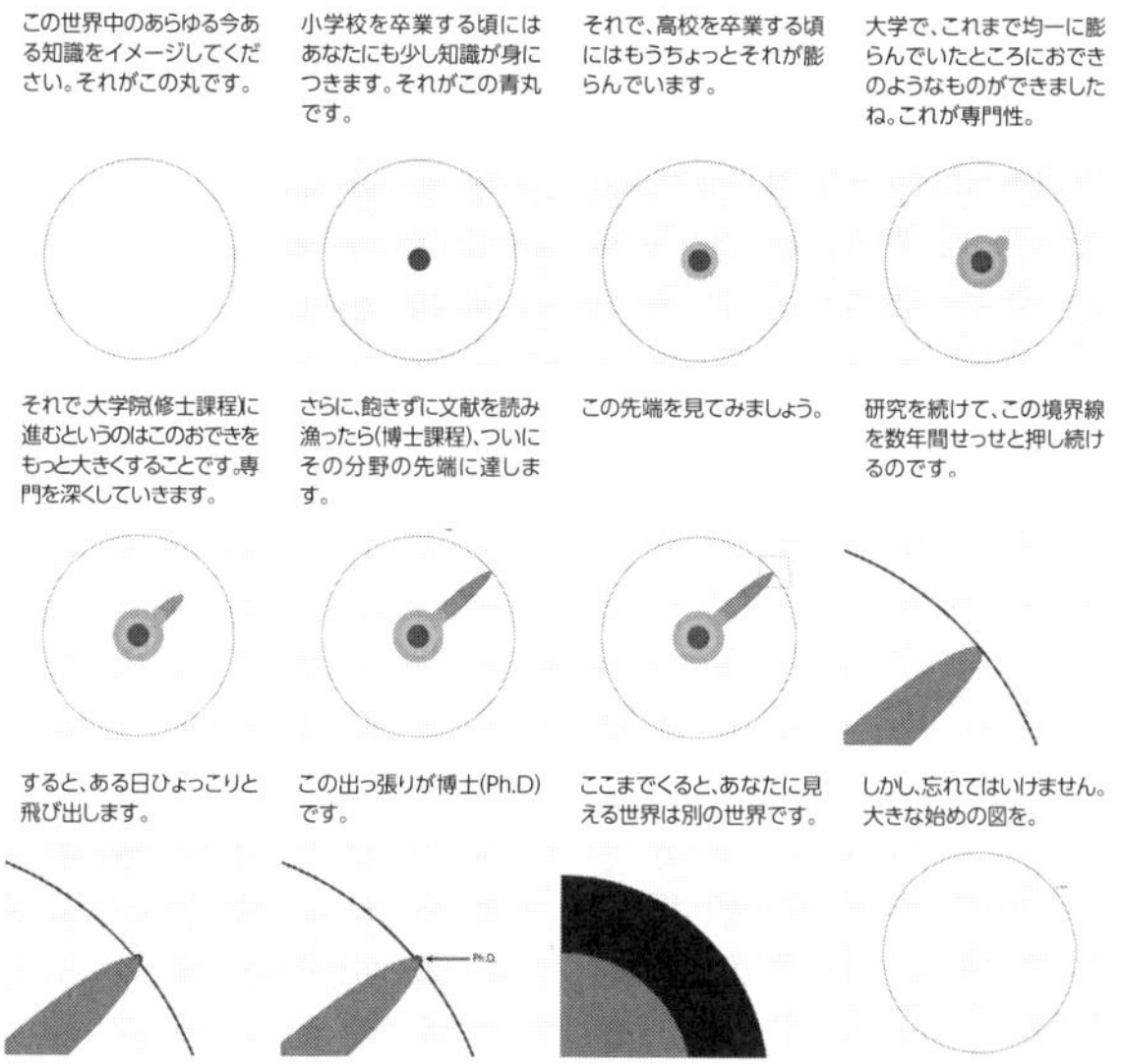
この世界中のあらゆる今ある知識をイメージしてください。それがこの丸です。

小学校を卒業する頃にはあなたにも少し知識が身につきます。それがこの青丸です。

それで、高校を卒業する頃にはもうちょっとそれが膨らんでいます。

大学で、これまで均一に膨らんでいたところにおできのようなものができましたね。これが専門性。

それで、大学院(修士課程)に進むというのはこのおできをもっと大きくすることです。専門を深くしていきます。

さらに、飽きずに文献を読み漁ったら(博士課程)、ついにその分野の先端に達します。

この先端を見てみましょう。

研究を続けて、この境界線を数年間せっせと押し続けるのです。

すると、ある日ひょっこりと飛び出します。

この出っ張りが博士(Ph.D)です。

Ph.D
ここまでくると、あなたに見える世界は別の世界です。

しかし、忘れてはいけません。大きな始めの図を。

出典:Matthew Might, Illustrated Guide to the PhDを元に作成

科学界にとってどんな意義があるのかを主張する必要があります。

博士論文の審査が紛糾するのもその点にあります。個々の現象に関して細かい指摘をするというよりも、その結果をもとにどういう新たな哲学を得ることにつながるのかについての議論が大部分を占めるのです。

科学の進歩というと、ある日突然天才的な人物が現れて、誰も思いつかないよ

うな理論を提唱するというものを想像されるかもしれません。そういうことも稀にはあるのですが、21世紀の科学は一人の天才より、何千人の凡人のデータの積み重ねで大発見を目指すというスタイルにシフトしています。

Ph.D.を取得した後は

晴れてPh.D.を取得した後の研究者の卵のキャリアにはどんなものがあるでしょうか。

多くの場合は、国内または海外で、ポスト・ドクトリアル・フェロー（ポスドク）と呼ばれる、雇われの研究員として、お給料をもらいながらさらなる研鑽《けんさん》を積むことになります。雇用主である研究者の研究テーマに関連した研究を行うので、必ずしも自分のやりたいことができないというジレンマもありますが、逆にその分野で第一線の研究者の元で修行できるというメリットもあります。

今思えば、人生のうちで、24時間365日研究だけに没頭できる日々は、とても貴重な時間だと思います。特に、自分の憧れのスターのような研究者と寝食をともにし、ディスカッションできるというのは何にも代え難い経験だと思います。そうして師弟関係が構築されていきます。

一方、運が良ければ、そのまま大学の教員のポストを得られることがあります。大学の教員には職位があり、おおまかには教授、准教授、講師、助教という順です。この職位の与えられ方には、さまざまな評価基準があり、単に年功序列というわけでも、単に業績順というわけでもありません。教育歴や研究費の獲得状況、学内貢献、社会貢献などにより決まります。

一つの研究室の中に、教授、准教授などがいる大きな研究室もありますが、中には教授と学生だけのような小さな研究室のスタイルをとっている場合もあり、大学や研究機関によりまちまちです。

アメリカなどでは、アシスタント・プロフェッサーという階級からスタートして、アソシエイト・プロフェッサー、フル・プロフェッサーと昇級するそうです。通常、アシスタントプロフェッサーは、自分の研究室や研究チームを率いる立場の最も若くて挑戦的な立場になります。これを日本語の助教と対応させても良いかどうかは議論が分かれるところです。大きな研究室では、助教などは独立した研究室を持たない立場であるからです。

日本でも、欧米に倣って助教のうちから研究室運営を任せる取り組みもあります。これは、若手研究者にとっては魅力的ですが、一方で、自分のキャリアアップと研究室運営とを両立していかなければならないため過酷ではあります。自分が研究費を獲れなかったり、体調を崩して休んでしまったりすると研究室が止まってしまうからです。しかし、これはどんなスタートアップ企業でも同様の状況かと思います。会社と違って自由に中間管理職を置けないのが辛いところでもあります。

独立した研究室を主宰する研究者のことはプリンシパル・インベスティゲーター（ＰＩ）と呼ばれます。Ｐｈ.Ｄ.を取った研究者の目下の目標はこのＰＩになることを掲げる人が多いのは確かです。やはり、自分の知りたいことを自由に研究するためには、自分の独立した研究環境を構築するのが一番だからです。大きな研究室の中には、教授の理解があって、同じ研究室の中で独立した研究環境と研究テーマを認める場合もあります。したがって、研究室の中にＰＩが2人いるという場合もあり得ます。これまでは、准教授や助教は、教授の下働きのような存在とする土壌もありましたので、ご紹介したような複数ＰＩの存在を認めることは、研究に多様性が生まれるし、一人が倒れても別の一人が支えるという強さも生まれるので研究室が潰れることはありませんし、所属する学生にとっては良いことだと思います。

しかしながら、ご存じの通りこのＰＩとして認められるためには、激しい競争があります。書類を書いて、今日から社長というのとはわけが違います。主に論文などの業績や研究費の獲得などが重要になります。単に資金を集めてきたからといって、研究室を主宰できるわけではありません。一方で、資金を集められるということはそれなりに業績が認められている証でもあるので、資金を集められることがＰＩとして認められる第一歩でもあります。

それに加えて、大学や研究所などの全体の人事の方針もあります。たとえば、定年などで退職してしまった研究者の研究分野の穴を埋められるような人材が欲しいとか、その先生が受け持っていた授業を教えられる人が欲しいなどです。なので、どんなに業績があっても、そのあたりの事情がマッチしないと職が得られないというジレンマもあります。これればかりは自分の力ではどうにもなりません。

Ａ大学Ｂ学部では准教授を一名募集します、などという求人票が公開されます。これを公募と言います。公募戦線という言葉もある通り、この公募に対して倍率１００倍にも及ぶ応募が殺到します。その中で、上述のような評価基準やマッチングを経て選考が行われます。都市伝説では、デキレースならぬ、デキ公募なるものも存在しており、もうすでに候補者が内々に決まっているけど、内規上公募をかけなければならないため、公募するということがあるそうです。しかし、応募者はそんなことはつゆ知らず真剣に応募し、結果に一喜一憂するわけです。

応募書類には、履歴書はもちろん、志望理由書や今後の研究計画、業績リストやこれまでの業績を証明する書類の添付など、それなりに労力が割かれます。そこまでしても、なかなか自分の志望が叶えられることはありません。１００通応募した、郵便局の人と顔見知りになった、という話もあるくらいです。後日インターネットで調べて、なんで自分が落選してあいつが当選したんだということも少なくありません。デキ公募なる都市伝説を信じたくなるのもわかります。

応募は、いまだに書留などで送付することを求められる場合が多いです。しかし、これは海外で活躍する研究者にとっては不利になります。今のご時世、インターネットで応募できるようになれば便利ですが、その取り組みはまだ遅れているようです。面接なども、オンラインでできるように改善されると良いですね。

若手研究者ならではの悩み

若手博士が晴れて研究者として第一歩を踏み出した際の最初にして最大のハードルが、任期です。つまり、ポスドクや助教として雇われるが、決められた期間しか雇われないという契約です。業績によっては契約延長ということもあります。労働契約は、裁量労働制で、好きな時に働いて好きな時に休んで良いという聞こえの良い条件ですが、逆に言うと超ブラックになる可能性もあります。お給料が年俸制ということも少なくないので、時間当たりの給与に換算すると、「私の給料低すぎ！」という事態にもなりかねません。それでも暴動を起こさずに、黙々と仕事を続けているのは、自分の好きなことをやらせてもらっているという気持ちからなのかもしれません。

この任期の期限は、日本特有のものかといえばそんなことはなく、欧米の方がもっとシビアだと聞いています。欧米では、終身在職権のことをテニュアと言いますが、このテニュアを得るために熾烈《しれつ》な競争があります。先ほど述べた、アシスタント・プロフェッサーなどは、若くして研究室を任せられるキラキラした憧れのポジションではありますが、期間内に審査をクリアしないと、容赦なくクビになるそうです。そのかわり、永久在職権を手に入れると、定年などにかかわらず、研究資金を得ている限りは、80歳だろうが90歳だろうが職が保証されるという日本とは異なるしくみもあります。

日本では、テニュアといっても結局定年があるので、教授になっても65歳など定められた年齢に達すると退職しなければなりません。長年、大学に貢献すると名誉教授という職位が与えられますが、それは名誉職であり、実質的には研究室は解散となります。

最近では、大学の教員も終身雇用ではなく、任期制を敷いているところが増えています。特に、若手教員をお試し的に雇用し、決められた期間内の業績を評価してからテニュアを付与する、テニュア・トラックと呼ばれる制度が利用されています。これは、上述の欧米の制度を部分的に模倣したものと理解しています。雇う側の立場に立てば、確かに雇用したはいいけど全く仕事をしない人だと困るので、そういう制度を導入したのだと思います。

しかし、このテニュア・トラックの審査は非常に厳しく、ようやく職を得ても最初の5年くらいは死に物狂いで働かなければなりません。

年齢の話を時系列的に考えてみましょう。学位を取得するのが27歳で、5年ほどポスドクをすると32歳。30代前半で大学教員になる場合が多いですが、ここでさらに5年間の任期付職です。しかもその後、安定したポストが得られる保証もありません。このご時世、安定した身分など存在しないに等しいですが、それでも35歳過ぎまで定職に就けないというのはなんとも辛い職業です。

ちょうど人生でも最も脂ののった時期で、結婚や子育て、家の問題や親の介護などいろいろなライフイベントが同時に降り掛かってくる時期でもあります。

郵便はがき

お手数ですが
切手を
お貼りください

150-8482

東京都渋谷区恵比寿4-4-9
えびす大黑ビル
ワニブックス書籍編集部

お買い求めいただいた本のタイトル

本書をお買い上げいただきまして、誠にありがとうございます。
本アンケートにお答えいただけたら幸いです。
ご返信いただいた方の中から、
抽選で毎月５名様に図書カード（500円分）をプレゼントします。

ご住所　〒

TEL（　　-　　-　　）

（ふりがな）
お名前

年齢
歳

ご職業

性別
男・女・無回答

いただいたご感想を、新聞広告などに匿名で使用してもよろしいですか？（はい・いいえ）

※ご記入いただいた「個人情報」は、許可なく他の目的で使用することはありません
※いただいたご感想は、一部内容を改変させていただく可能性があります。

●この本をどこでお知りになりましたか?(複数回答可)

1.書店で実物を見て　2.知人にすすめられて
3.SNSで(Twitter:　Instagram:　その他　)
4.テレビで観た(番組名:　)
5.新聞広告(　新聞)　6.その他(　)

●購入された動機は何ですか?(複数回答可)

1.著者にひかれた　2.タイトルにひかれた
3.テーマに興味をもった　4.装丁・デザインにひかれた
5.その他(　)

●この本で特に良かったページはありますか?

●最近気になる人や話題はありますか?

●この本についてのご意見・ご感想をお書きください。

以上となります。ご協力ありがとうございました。

研究しながら育児

私自身は、博士課程の途中で結婚を決め、ちょうど30歳の時に子供が生まれました。妻の育休が明けると、妻の方が仕事が忙しかったので、時間に比較的自由の利く私が育児を主に担当することにしました。理研の所内に開設されている保育所に子供を預けて、お迎えに行くという生活を1年間しました。この間も一年任期ではありますが、10時から17時までしか働くことができません。しかしおかげで、効率的に仕事するというのが骨の髄まで染みつきました。

その後、公立の保育園に移ってからも、8時に預けてから延長して18時までと、少しは仕事の時間に余裕ができたものの、子供中心で動いていたことは間違いありません。さらに、家に帰ってからが本当の仕事で、食事やお風呂や洗濯などさまざまな家事をこなして、疲れ切って床で伸びていたこともあります。

研究者は、裁量労働なので比較的働き方に自由が利くとはいえ、子育てなどと両立するのは大変です。生物系だと、生き物を飼育していることも多いので、その事情でどうしても土日出勤しなければならない状況もあります。うちの子もようやく小学生になりましたが、低学年ではすぐに帰宅しますので、学童がお休みの時はやむを得ず子供を研究室に連れてくるとか、子どもが寝静まった深夜にひっそり実験をするとかするしかありません。子供が研究室に遊びにくることに寛容なところもありますが、もちろん危険もたくさんあります。

私が勤めている大学は、比較的育児に寛容ですし、私自身が研究室を運営している立場というのもあり、比較的自由に子供が出入りしています。それでも、休日出勤した際などは、お留守番する我が子とオンラインで会話しながら実験をしていたこともあります。

学会や打ち合わせなどでの出張も一筋縄ではいきません。最近では、学会会場に託児所などが併設されている場合もありますが、割と料金設定が高く、研究費からは支出できないなどの問題もありました。現在では、少しずつ改善されていると聞いています。広いポスター展示会場に、抱っこ紐で子どもをあやしながら発表している姿や、企業展示の中を走り回っている子どもなんかもいますが、それが認められるのは良い風潮だと思います。

リケジョという言葉が市民権を得ていますが、一般企業と同様に、女性研究者のキャリアパスを考慮する動きも増えています。もちろん育児をするのは女性だけではありません。男性研究者の育休を認める動きもあります。私自身は、大学から育児支援の補助金を2年間いただきました。このお金で、研究を補助してくれる方を雇用して、私がいない間に事務作業などをお手伝いしてもらったことで、だいぶ身の回りが楽になりました。このように、男性の育児を支援することが、ひいては女性を支援することにも繋がると思うので、ぜひこのような取り組みが今後も増えていってほしいと願っています。

研究者はロックミュージシャン？

高学歴ワーキングプアという言葉があります。せっかく青春時代を研究に捧《ささ》げてPh.D.を取ったにもかかわらず、思ったほど高給でもないですし、身分も安定しません。世間からすると、研究者は好きなことをやっているのだからその代償だろうと思われることもありますし、親世代からするといつまで夢を追いかけてフラフラしているのかと叱責を食らうこともあります。

私自身、いつまで遊んでいるんだとか、好きなことができていいねなどと様々な声を浴びながらやってきました。

昔から、博士号は足の裏の米粒と揶揄《やゆ》されることが多々あります。つまり、「取っても食えない」です。ロックミュージシャンとしてバンドでやっていくと言えば、親族総出で反対されるのが相場ですが、博士になって研究者として食っていくと言えば、頑張れと言われるのが不思議です。しかし、その根っこは同じで、あまりにもギャンブル性が高いのが現状です。

国内で職を得られなかった研究者は海外に職を求めることになります。最近では、そもそも日本で就職することを初めから視野に入れずに、海外に活躍の拠点を置いている研究者も少なくはありません。昔は、そうやって海外で一流の技術を身につけた研究者が帰国して、また一流の弟子を育てるという良いサイクルがありましたが、帰国できない、帰国しない研究者が増えています。

中国では、海外の一流研究室で研鑽を積んだ研究者を、破格の高待遇で呼び戻す取り組みがありました。その結果、今では、国内で一流の研究室がどんどん質の高い研究を行っているだけでなく、国内で育った優秀な研究者を海外に派遣するという取り組みもなされているようです。

これは予算と制度の問題だと思いますので、我が国でも早急に改善されてほしい問題の一つです。

論文の著者は「順番」が命

第1章でも触れたように、研究者としての評価の一つに論文を出していることが挙げられます。つまり、論文になるような新しい研究成果を出しているということであり、ひいては、新しい着眼点で研究を行っている、研究結果をまとめられる、研究できるだけの基礎体力（人材や機器、予算）があるということの証明にもなります。

若手研究者の評価の大半は、この論文出版にあり、良い成果を出して名前と顔を売ることが最も手っ取り早い就職活動に繫がります。したがって、一発逆転しようと大きな成果を狙いに行くパターンが多いのです。中にはそれで不正に繫がることもあります。一方で、上で述べたように、研究者としての就職は、マッチングや先方の事情も大きく関わってくるので、一概には一発逆転とはいかないのが現実です。

若手に限らず、研究者にとって出版されている論文が多いに越したことはありません。それは、予算申請時の評価、大学での昇級や役職人事における評価、定年退職後の再就職での評価などに関わってくるからです。

論文出版時には、誰を著者にするかで一問着《ひともんちゃく》あることもあります。ドラマなどでよくある通りですが、ご想像の通り、たとえば実際に実験をしたのはA先輩だが、もうすでに卒業してしまったので、Bさんを著者にしてしまうとか、大御所のC先生にはお世話になっているので、ぜひ著者に加わってもらうとか、そういう類のややこしい話です。

文部科学省では、誰が論文の著者になれるのかのガイドラインを設けており、研究責任者は、これにのっとって公正に著者を選定する義務があります。先の例で、たとえば、資金提供をしてくれた大御所の先生は、著者としては認められません。このように、さまざまな政治的な理由で、実際には貢献していないにもかかわらず名前が掲載されることをギフトオーサーシップと呼びますが、不正として厳しく禁じられています。

論文の著者になれる人は、その研究に対して直接の寄与があった全ての人ということになります。一方で、論文の著者になる可能性がある人は、国が定める研究倫理の講習会を受講修了していないといけなくなっています。

昨今の論文は、著者の数が多く、しかも国を跨《また》いでさまざまな所属の人が参画している傾向にあります。これは、共同研究が多くなされている証拠で、もはや一つの研究室で全ての結果を出すのが不可能になってきている近年の情勢を反映していると思われます。この件については、また後ほど取り上げます。

実は、研究者にとっては、論文誌に掲載される際の論文の著者の順番が重要になってきます。筆頭著者のことはファーストオーサーとも言いますが、若手にとってはファーストオーサーになることが最も重要です。この論文に関わる研究は自分が筆頭となってやったという証明になるからです。2番目や3番目に貢献した人ももちろん著者ですが、それほど寄与の度合いは高くないということになります。

最近では、共筆頭著者といって、複数の筆頭著者がいる場合があります。この場合は、名前の欄に注釈が入り、以下の著者は同等の寄与をしましたということになり、それぞれが筆頭著者を名乗って良いことになります。

さらに、論文の一番最後に名前が載っている人が、その論文のラストオーサーになります。大抵は、筆頭著者を指導した教員や、筆頭著者が所属する研究室のトップがなることが多いです。責任著者とも言います。連絡先を公開しており、この論文に対しての説明責任を果たす義務があります。筆頭著者が、責任著者を兼ねる場合もありますし、責任著者が複数いる場合もあります。

したがって、若手にしてみれば筆頭著者になることが名誉であり、シニアからすると責任著者になることが業績になります。読者からすると、ラストオーサーの名前を見て、あの先生の研究室の新作か、となるわけです。

論文の公開

論文は、研究成果をまとめたものですが、勝手に公開して良いわけではありません。論文を勝手に公開するのは構いませんが、その発見の優位性や独自性は保証されません。論文は、出版社が運営する論文雑誌に投稿し、許可を得たものだけが掲載されます。掲載に際しては、著者がお金を支払う必要があります。これに関しても賛否両論ありますが、論文誌を運営しているのが一私企業である以上は、ビジネスとして成り立たなければなりませんし、我々はその見返りとして、ブランド名と優位性や独自性を保証してもらえるわけです。

一方で、これも都市伝説ですが、日本人がとある大発見をまとめた論文を投稿したところ、なかなか返事がもらえず、1年以上経ってからようやく掲載されたと思ったら、類似の論文が欧米の別の研究室からも報告されていて、あたかも2つの研究室が同時にそれを発見したかのように操作されたというものです。

論文には必ず、最初に投稿した日付と、論文が受理された日付が付与されますので、そのような不正は起こりづらいと言われていますが、投稿から受理までがやたら長いものもあれば、驚くほど短いのもあり、その裏でそのような駆け引きがあるのかは実際のところ、わかりません。

論文誌のブランドや評価方法については第4章でもう少し詳しく取り上げたいと思います。

論文が、雑誌社に投稿されると、編集担当者がその論文を掲載したいかどうかを編集会議にかけると言われています。無事それに通ると、次は、その論文が科学的に妥当かどうかを審査するために、外部審査委員に送付されます。

この過程はレビューといって、審査員のことはレビューワーとかレフェリーなどと言います。審査員といっても、論文の内容から判断された研究者であり、多くはよく知っている同業者（ピア）であることが多いです。したがって、このような審査方式をピアレビューと言います。同業者に（仲の良い）知り合いが多い方が、審査に有利になることは間違いないと思います。一方で、審査員になれるのは、過去5年以内に著者と一緒に仕事をしていないことや、利益供与をしていないかなどが問われます。そういった審査員の選定は編集者がしてくれています。

審査員は、論文の原稿を読んで、質問やコメント、あるいは批判などを担当編集者に送ります。その内容を総合的に判断して、あくまで編集者が会議を経て採否を決定します。審査員は2名であることが多いですが、稀に編集者が採否を決めかねる場合は、もう1名にコメントを求めることもあります。したがって、その論文が採択されるかどうかは、編集者にかかってくるので、うまく編集者に気に入ってもらえるようにアピールする必要があります。

論文の投稿時には、編集者に手紙を書くことが許されており、いかに自分の研究が面白いかをアピールすることができます。また、編集者も面白い研究を求めて学会場などに来ていることがあるので、そこでアピールしておくと心証が良いなどという話もあります。中には、編集者の方から、うちの雑誌社から論文を出してくれないかというような話もあるそうです。

ここで不採択になると、また別の雑誌社に投稿し直しで、また一から審査を受ける羽目になります。同業者からフィードバックがあれば、さらにその論文を洗練させて臨むことができますが、中には最初の編集者会議で不採択になる場合もあります。この場合は、なんでダメだったかは普通教えてもらえないので、無駄な時間を過ごしたということになります。論文が不採択になると、なんだか自分の人生や人格まで否定されたような気がして、すごくショックを受けたものです。

いずれにせよ、論文は厳正な審査を受けてから出版されるため、投稿から出版までそれなりに時間がかかります。科学の発見はスピードと優位性が重視されます。審査中に、別のグループが同じ発見を報告してしまえば、いかに自分が最初に発見していたと主張しても後の祭りとなります。そのあたりが駆け引きとなっていました。最近では、その潮流にも少しずつ変化が見られるようです。これについても後ほど、触れることにします。

ともかく、若手研究者が短い任期の中でいかに生産的に論文を出版するかが問われており、せっかく良い仕事をしても審査で2年かかったり、あるいは超大作だったのに、先を越されてしまったりしてはいけないわけです。その辺りもシビアで、たとえ一仕事終えても、論文が採択されるまでの時間は、研究者にとっては自分の力だけではどうにもならずヤキモキする非常にストレスのかかる期間です。私も、論文がなかなか採択されずストレスで顎関節症になったり、嚥下《えんげ》障害になったりしたものです。「おうちに帰るまでが遠足」と言いますが、「論文が採択されるまでが研究」なのです。

研究者のお金の話

さて、いざ研究をしようにもお金がかかるものです。研究にかかる費用は、科学が進歩するとともに増大しており、もはや大学から支給される研究教育経費では賄いきれません。しかも昨今、国から研究機関や大学に配分される予算（運営費交付金といいます）は年々減少しており、その分、競争的資金などに傾斜しています。この競争的資金には、いわゆる科学研究費補助金（科研費）というものも含まれますが、全体で予算額が決まっているものに対して、多くの研究者でそのパイを奪い合うわけです。

国の施策として、交付金を満遍なくばらまくのではなく、競争力のある人だけに与えようというように舵《かじ》を切ったということです。これは、競争原理が働いて、世界に負けない良い研究が登場するだろうという予測のもと行われている施策であると思いますが、実際はうまく働いていないようです。競争に勝った人は、潤沢な資金を得られ、最先端の研究をすることができ、業績を伸ばしていけます。一方で、資金を得られなかった人は、研究ができず、論文も出せないので、また次の競走でも負けてしまいます。

それが社会の競争原理で健全だと思う方もいらっしゃるかもしれませんが、科学研究においてそれは本当に正しいのでしょうか。相手が市場であれば、健全な競争になるかもしれませんが、科学研究費の場合は、予算を配分する機関やそれを決める審査員がいるため、少し事情が異なるようです。

最近では、さらに持てるものがどんどんと潤沢になり、予算を配布する方もすでに配布する候補者が決まっているかのように、特定の組織にお金を与えているように思えます。これは、「選択と集中」と呼ばれている問題ですが、このような方針でいくとはっきりと打ち立てているので、意図的にやっていることのようです。

想像してみてほしいのですが、これは勝てる万馬券だけを買い占めると言っていることに等しいのです。しかし、科学研究においては何が当たるかわからないものです。今、当たっているものは今現在の流行《はや》りであり、10年後や50年後に世界を変えうるようなあっと驚く発見ではありません。

その根底には、その研究が目下目先の利益にどう結びつくか、何の役に立つのかという近視眼的な発想があります。基礎研究というものの性質を全く理解していないと言わざるを得ませんし、それほど日本の科学は、困窮しているということなのだと感じざるを得ません。

基礎研究とはどういうものか

基礎研究とは、今すぐ役に立つわけではないが、50年後、100年後に役に立つかもしれない知見の積み重ねのことを指します。今、私たちが恩恵を受けている医薬品や化粧品、食品などの技術は過去の研究者たちが積み重ねてきた数々の研究の上に成り立っています。研究に貴賤はなく、どの研究も同じくらい可能性を秘めているのです。

したがって、大前提として研究は満遍なく広く行われる必要があります。決して当た

図5　研究成果のイメージと実際

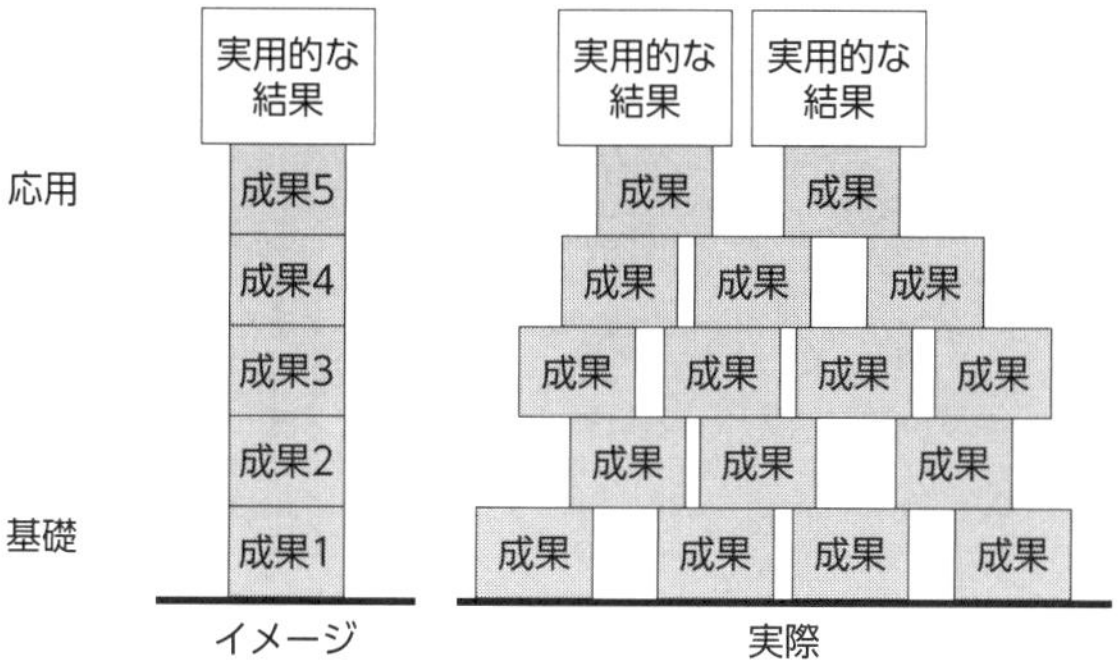

りをつけて、全投資するギャンブルではありません。
ノーベル賞は、基礎研究に贈られる賞です。したがって、受賞のニュースを見てもそれが何の役に立つのかすぐには理解できないものが大半です。
今では、私たちの生活になくてはならない電気に関する科学の基礎研究を行った数百年前の科学者が、その成果を発表した際ですら、それが何の役に立つのかという質問を投げかけられたと言われています。それに対して、生まれたての赤ちゃんは何の役に立ちますか？　それと一緒ですと言ったという逸話が残っています。

今や若者ですら「何の役に立つのか」という呪縛に囚われているように思えます。時間とお金がない中、成果をあげなければならないため、効率重視で無駄は省きたいという気持ちは重々承知していますし、私も少なからずそういう傾向もあります。

科学は金持ちの道楽と言われてきましたが、電気発見の例にもあるように私たちは確実に基礎研究の恩恵を被っています。すぐに役に立つことだけを評価基準とせずに、いろいろな研究を育てていこうという心構えが必要なのではないでしょうか。日本人がノーベル賞を受賞できたのは、過去に大学に潤沢な交付金があったからだと言われています。別にノーベル賞を取ることだけが科学の価値ではありませんが、満遍なく広く基礎研究を支援することは、将来に対する投資として重要だと思います。

競争的資金においては、予算に対して求められる成果も非常にシビアになっています。その報告書の労力もバカにはなりませんが、予算の使途なども厳しく制限されており、申請したプロジェクトのみで利用できるものしか購入できないという縛りがあります。ヘタをするとそのプロジェクトに必要で購入した機器などは、そのプロジェクトが終了した暁には廃棄せよとでも言わんばかりの強い制限です。

研究の予算は、国民の税金なので、無駄遣いは決して許されるものではありません。過去に研究の予算を使って不正を働いた研究者がいたために、現在のような使途の厳しい管理になってしまったと聞いています。それにしても、もう少し自由にさせた方が、自由な発想の研究が生まれるのではないでしょうか。

研究費は、これから行う新しいプロジェクトに対する期待として与えられるものと思われがちですが、実際は、実現可能性が問われるため、実際にすでに結果が出始めている、あるいはすでに成功することが保証されているものに与えられることが大半です。そのため、選択と集中が起こってしまいます。

しかし、その研究費が、提案したプロジェクトに対してしか使えないとしたら、まっさらの新しいアイディアはどうやって、どの予算を使って試せば良いのでしょうか。そのような真新しいアイディアを試せるのが交付金だったのですが、交付金が減ってしまった現状のしくみでは、このような研究者の自由な発想による挑戦的なアイディアを試す機会も失われてしまいました。

研究上の大発見には、偶然の発見もつきものです。実際に、ノーベル賞を取った研究でも、失敗したからやめようと思って試薬を流しに捨てた際に発見したという事例もあります。このような幸福な偶然のことをセレンディピティといいます。失敗データを見逃さないためには、失敗を許容するような心のゆとりが必要ですが、プロジェクト中心で、あまり失敗を許さない風潮では、このようなセレンディピティによる大発見を見つけにくいですし、仮にまだ赤子のような真新しいアイディアを閃《ひらめ》いたとしてもそれを試すことができないのです。これは由々しき問題です。

基礎研究軽視、科学力衰退

日本の基礎科学全体が、「今すぐ役に立つ」応用力に偏重しており、大学や研究機関は息苦しい場所になりつつあります。予算は、決まった期限内でしか使用できず、その使途は厳しく管理されています。その予算も、競争によって獲得しなくてはならないので、2、3年後、また予算を申請する際に評価が高くなるように、結果を小出しにする必要があります。さらに、研究者は任期が迫っているため、契約更新するためには2、

3年で結果の出る小さくまとまった研究しかすることができません。本来、基礎研究は5年10年で結果が出るようなものではなく、100年後に花開くような性質のものです。まして、2、3年では何も生まれません。

さらに、最近の動向によると、国はもう一部の選ばれた研究機関しか支援しないから、他の大学は自分で稼げ、研究者は自分で研究費を賄えという方針に転換しようとしています。それで躍起になって大学発ベンチャー企業や大学がグッズを販売したり、ネーミングライツを売ったり、あの手この手でお金儲けをしようと画策しています。研究者は経営に関しては素人なので、打つ手無しですが、実務経験のある人を何とかアカデミアに引っ張ってこようなど、全てが後手後手で裏目に出ていると感じます。

その点、企業の方が先を見据えた長期的な戦略で研究に挑戦している姿勢が見えます。皮肉なことに、応用やお金儲けをするはずの企業が基礎研究をする場所に、基礎研究をするはずの大学が応用やお金儲けに奔走する羽目になっています。本末転倒というか、見ていて愚かしいとさえ感じてしまいます。このままでは、沈みゆく泥舟に乗っているような気分になってしまいそうな気がします。

日本の科学力は、向上するどころか衰退の一途を辿るばかりです。基礎研究は風前の灯と言っても良いでしょう。

第3章のまとめ

- 研究者になる道にはいろいろあるが、博士課程を修めるというのが一般的
- 博士を取ってからの生活が大変
- 博士号は、足の裏の米粒（取っても食えない、でも取らないと気になる）
- 研究費がないと論文が出せない、論文がないと研究費が取れない
- 基礎研究を軽視した結果、科学力が衰退しつつある

〈未来の脳科学研究、こうなったらいいなぁ③〉

未来の論文はＡＩが書く？

人工知能（ＡＩ）の話題を耳にしない日はありません。世の中の便利を追究していくと、使い勝手の良いもう一人の自分がいたらいいなぁとか、便利なアシスタント、ドラえもんがいてくれたらと思うものです。そんな未来もそう遠くないのかもしれません。

現在のＡＩ技術の根幹をなすのは、ニューラルネットワークというアルゴリズムで、ニューロンが入力を受け取り、統合して、次のニューロンに出力を渡すメカニズムを模倣したものです。個々の振る舞いはたったそれだけですが、このニューロンのような振る舞いをする素子を何個も並べます。学習がうまくいったニューロン同士のつながりをより強化するという単純な過程を何万回も繰り返すことで、学習の精度が上がります。その結果、人間の目では見分けられないような画像の違いを分類したり、将棋やチェスで何万手先まで予測したりして最適な手を打つなどが可能になるのです。

研究をするＡＩも登場するかもしれません。先に述べたように、匠の技が必要な技術ほどＡＩが客観的に再現性高く行うべきです。研究結果というものは単に事実の記述ですから、人間が書くよりもＡＩに書いてもらった方が主観が入らず、正確な記述ができるかもしれません。研究計画を立てる部分はどうでしょうか。研究は、ゼロからパッと生まれ出るものではなく、過去の膨大な知見を知った上で、何がわかっていて、まだ何がわかっていないか、どうすればそれがわかるかという観点で行う穴埋めのようなものと言えるかもしれません。

そういう意味では、年数を追う毎に読まなければならない論文が増え、知っておかなければならない知識が増大する一方で、過去の何十万という文献を全てデータベース化し、何がわかっていて何がわかっていないかなどは、ＡＩが簡単に弾き出してくれるかもしれません。そうすると、人間はＡＩが指示するままに、そこをいそいそと研究するという未来が来るのかもしれません。

さすがに、ディスカッションまたは考察と呼ばれる、研究結果から導かれる示唆や将来の可能性などを論じるパートは人間ならではでしょうか。しかしこちらも論理的であろうとすればするほど、導かれる考察は筋書きが決まっています。論理の筋道から脱線しないという意味ではＡＩが書いた方がマシなのかもしれません。

総じて、未来の論文はＡＩが書くべきなのかもしれません。では、研究において人間が行うべき部分はどこなのでしょうか。

私が思うに、研究の醍醐味は共同研究にあります。つまりこれまで出会ったことがなかった異分野の研究者が出会うことで新たな化学反応が生まれるということです。これは、さすがにＡＩでも予測がつかないでしょうか。もちろん、良い論文にするために、こういう類の研究者と共同研究しなさいというサジェスチョンはくれるかもしれませんが、結局は人と人が出会うことが欠かせません。

これまでの研究では、一つの研究室で全てを完結させることも珍しくありませんでした。今ほど研究において多くのことを求められなかったこともあります。一方、最近では、一つの研究を成し遂げるために非常に多岐にわたって検討を行うことが求められます。これはこれで、健全なことだと思いますが、研究室を運営する主宰者は、一人でさまざまなことを行えるジェネラリストであることが求められます。しかしそれも限界があります。

そこで、共同研究が重要になります。餅は餅屋ということわざがある通り、専門分野はその専門家に任せれば良いのです。事実、昨今の研究論文の著者の数は、増加する傾向にあります。日本においても国際共同研究が多くみられます。これもこれで健全な研究姿勢であると思います。しかしながら、実際誰がどういう技術を持っていて、世の中にどんなニーズがあるかというのを知るのはなかなか難しいです。学会などでたまたま出会うこともありますし、共通の知り合いの紹介でと、まさに婚活と似たようなものだと思って差し支えないと思います。

であれば、婚活と同様、お互いのニーズを登録して、そのマッチングを支援してくれる、いわば研究者同士の出会い系サービスなんかがあれば非常に捗るのではないでしょうか。偶然の出会いにドラマもありますが、時間は有限です。

結局AI頼みかと思うかもしれませんが、ぜひマッチングの提案をしてくれるサービスが発達すれば良いなと思います。

第4章　みなさんが脳研究に関わる方法

研究は研究者だけのもの？

第3章では暗い話が続きましたが、最近では研究者が集まるとだいたいそのような話に花が咲きます。この章では、そんな日本の基礎研究を救う新たな提案をしてみたいと思います。その鍵を握るのは、この本を読んでくださっているみなさん一人一人なのです。

研究とは研究者だけに許された特権なのでしょうか。一部の研究分野は、非常に専門的な知識が不可欠だったり、高価な研究機器がないと研究できないものだったりするかもしれません。しかし、学問を究めることが「哲学」だということを踏まえて何かに対する理解を深めるという観点で言えば、誰もが研究者と言えるのかもしれません。

研究者になるためのみちのりは第3章でお示ししましたが、それはあくまで職業としての研究者のなり方の一例に過ぎません。

本書では触れませんでしたが、企業の研究所などで基礎研究を行う研究者も研究者ですし、自治体の機関で働いている研究者の方も大勢いらっしゃいます。したがって、大学で博士の学位を取得して、大学の教員になるだけが研究者の形ではないことを改めて認識しておきたいです。

最近では、実務経験のある大学教員が増えていますが、長年企業に勤めてきて、大学に戻ってくるというのは、大学教員になりたい人からするとある種理想的な形ではあります。正攻法で攻めようとすると、第3章で述べた任期や高学歴ワーキングプア、研究予算、子育てなどの問題をいくつもクリアしていかなければならないからです。

大学教員は研究者というよりは、教育者的な期待が大きく、後進を育てる仕事でもあります。したがって、何か一つのことを知りたい、究めたいという本来の研究者の意味からすると、大学教員になることが必ずしも、研究者のあるべき姿ではないような気もしています。

その点、オタクと呼ばれる人たちは、自分の興味のあることについて純粋に探究を深めているので、十分研究者と言えます。彼らが、第1章で述べたような研究者の心得をしっかりと身につけてくれたら、本当に学術的に価値のある研究成果をいくつも発表してくれるのではないでしょうか。

本業は別に持ち、趣味で研究を行うというのも一つの形としてありうる話です。博士課程に進学するハードルの一つが、経済的な不安定さだとしたら、思い切って就職してから、社会人として博士課程を修めるのも手です。

若者のアカデミア離れが問題になっていて、博士課程に進学してくれるのは蓋を開けてみたら海外からの留学生だらけということもよくある話です。それでも留学生が日本の大学院に価値を見出してくれているうちは良いですが、他のアジアの地域の教育レベルは今や高い水準にありますので、日本が留学先にならなくなる未来はそう遠くないと思います。

あの手この手で、何とか若い学生をアカデミアに残そうと、微々たる生活費支援を、それもごく限られた人に与える予算が思いついたかのように降ってきますが、そうやって無理やり博士課程を修めさせたところで、その先のキャリアパスを何一つ保証してあげられないので、無責任だと思います。博士を取ったら最後、ハシゴを外されて後は自分で何とかしろというのは、教育者の端くれとしてどうかと思います。

それよりは、第1章で述べたような基礎的な教育をしっかりした上で、企業に送り出し、企業と手を組んで一緒に研究をさせてもらうというのが今後の大学の在り方であると思います。それが次世代にしてあげられる最大の貢献であると思います。

そして、十分生活費を稼いだ上で、もっと研究を究めたいと思ったら、いつでも大学院に戻ってくれば良いですし、早期退職をして、リカレント教育として大学院を利用すれば良いのではないでしょうか。

在野研究者という在り方

さらに言えば、別に大学院にこだわる必要もありません。今のご時世、その気になれば、みなさんのご自宅で十分研究活動を進めることができます。

言い方は悪いですが、大学などに所属せず半ば趣味で研究を続けている人のことを、在野研究者と呼ぶそうです。

最近では、SNSなどで個人の名前で自由に発信したり、情報収集をしたりすることも容易になっています。匿名やハンドルネームで書籍を書くこともよくある話ですし、そうやって出版された研究成果の中には、在野でない研究者顔負けの素晴らしい考察があるという話も聞いたことがあります。

別に論文を書いて、学会に所属し、学会発表するだけが研究の形ではありません。

しかも、最近では、論文の在り方にも変化が見られます。つまり、誰でも論文を自由に投稿できるプレプリントというスタイルが定着してきました。

論文の在り方が変わりつつある

そもそも、論文は、私企業が発行する商業雑誌にお金を払って掲載してもらっているということはすでに述べました。お金を払って、質の高いピアレビューとブランド名、そして見栄えの良い論文としてのフォーマットを買っているわけです。

さらに、読者は、その雑誌を購読して初めて論文を読むことができます。大学などでは、図書館を通じて有名な科学雑誌を定期購読しているため、学内のネットワークからであれば、所属する人は無料で読めるという契約をしています。もちろん資金が潤沢にある大学ほど、読める論文は多くなります。正式な手続きを踏むとすれば、たとえば東京大学の図書館に複写依頼を申請し、お金を払って送付してもらうということになります。あるいは、最近ではインターネットで個人的に定期購読もできるようになっています。

良くも悪くも、論文というシステムを使ってすごい商売を思いついたものだと思います。

さらに最近では、読者がお金を払うことなく、誰でも好きな時にその論文が読めるように「著者が」あらかじめお金を払うというプランもあります。こういう雑誌のことはオープンアクセス誌と言って、かなり割合が増えてきたように思えます。

オープンアクセスにすることで、自分の論文を読んでもらえる、あるいは引用してもらえる機会が増えますので、多少料金を上乗せするだけで良いならば払ったほうが得策です。しかし、この料金が結構高いのです。予算が限られているので、このオープンアクセス誌に掲載できるのもやはり一部の研究者だけということになります。研究者の承認欲求を逆手に取ったビジネスと言えるでしょう。

論文を読むにも出すにもお金がかかります。一方で、「ピアレビュー」と呼ばれる論文の審査員はどうかというと、実は無償でやっているボランティアなのです。出版社は、査読には一切報酬をくれません。研究者は、自分が将来論文を投稿した際に無償で査読してもらうことの代償として、自分が査読を依頼された際には、快く承諾してくれるのです。非常に善良な心意気ですね。

この商業雑誌社のやり方があまりにも（お金に）汚いので、ボイコット、つまり論文を投稿しない、読まないという運動が定期的に起こったりもします。

さらに先にご紹介したように、どうやら論文を掲載する順番を意図的に操作しているのではないかという都市伝説もあります。

そんな中、登場したのが「プレプリント」という概念で、もともとは数学や物理の分野で取り組まれていたものが、生物や医学などの分野にも拡大してきました。

数学の論文は、投稿してから査読が完了するまでかなりの年数を要するようで、その間に新規性が失われてしまう恐れがあります。そこで、あらかじめタイムスタンプを刻印しておき、その著者の発見の優位性を担保するというもので、有名なものはarXiv（アーカイブ）と呼ばれて知られています。

生物系では、bioRxivという名前が付けられており、無料で読むことができます。(https://www.biorxiv.org/)

インターネットで簡単にアップロードでき、タイムスタンプが刻印された上で、WEB上で公開されます。その上で、ゆっくりと投稿する論文誌を選択し、査読結果を待つことができるというわけです。

当時は賛否両論ありましたが、最近は、まずプレプリントを投稿してからでないと投稿できない雑誌も増えてきました。

このプレプリントが面白いのは、WEB上で公開されますので、SNSで拡散される点にあります。それを読んだ同業者が、コメントや疑問点をあたかも査読者になったつもりで書き込みます。第1章で述べたように、研究者の第一のマインドとして、クリティカルシンキングという批判精神がありますので、よい批判が集まります。著者はそのコメントを受けて改訂し、さらに洗練された論文へと仕上げていきます。

結局、どんな論文も不採択になったら次の雑誌へと移っていくうちに必ずどこかしらの雑誌には採択されますし、最近では雑誌の選択の幅が増えているので、実質はこのSNSで洗練されていく過程と何ら変わりはありません。査読しているのも、無償の同業者であることには変わりありません。そうすると、ないのはブランド名と美しいフォーマットのみで、外見にこだわらず内容だけが重要な研究者界隈では、プレプリントで十分という潮流になってきています。

一時は金の亡者と言われた雑誌社もこの流れを真摯に受け止め、その在り方が変わりつつあるようです。論文の評価が、いかにSNSで拡散されたか、という指標に置き換わってきたからです。しかし、毎日ものすごい数の論文がアップロードされるので、玉石混交、質の高い論文を探すのが大変という難点もあります。それをふるいにかけるという意味では、有名な雑誌に掲載されているということが重要な指標の一つになるのかもしれません。

というわけで、いずれにせよ、掲載費は一切かからずに、論文を投稿することができ、しかも運が良ければ質の高い査読を受けることもできます。これは、在野研究者にとっては朗報ではないでしょうか。

論文の正しい検索方法

論文というと敷居の高いものと思われがちですが、オープンアクセスの論文ならば家や職場から気軽に読むことができるようになりました。

日々、科学ニュースなどを目にすることがあると思いますが、ぜひともその第一次情報源である論文を確認していただきたいと思います。というのも科学ニュースなどでは、実験結果の解釈や期待が述べられることが多く、第1章で述べたとおり、実際の研究結果が指し示しているのは、客観的で公正な結果だからです。誰かの主観のフィルターを通した情報でなく、自分自身でその研究結果を解釈できる目を養おうではありませんか。

一方、問題点として、ネット記事や新聞に掲載される科学ニュースには、その元となる論文の情報が掲載されていないことが非常に多くあります。これは新聞では、紙面の都合上仕方がないことなのかもしれませんが、ネット記事であれば必ずその第一次情報源を載せるように心がけてほしいものです。

そういうわけで、自分で論文を検索しなければならないこともあるでしょう。論文の検索方法についてご紹介しましょう。もちろんGoogleのキーワード検索でも事足りますが、論文以外の情報が出てくることも多々あります。

その際は、論文のデータベースを参照してみましょう。データベースといっても難しいものではなく、ＷＥＢサイトになっています。たとえば、Google社が提供している論文のデータベースサイトは、Google Scholar（https://scholar.google.co.jp/）と名前が付いており、ここの検索窓にキーワードを入れると、それに合致した論文を表示してくれます。

Google Scholarのトップページに気になる言葉が書いてあります。「巨人の肩の上に立つ」。これは、これまで科学の偉人たちが積み上げてきた膨大な知見の上に、新しい知見を積み重ねていこうということを表したことわざのようなものです。このように気軽に最先端の情報に触れられるのは、大変素晴らしいことです。

また、アメリカ合衆国の国立衛生研究所（ＮＩＨ）の管轄下の国立医学図書館の一部門であるアメリカ国立生物工学情報センター（ＮＣＢＩ）が提供する、PubMed（https://pubmed.ncbi.nlm.nih.gov/）というデータベースでは、医学、生命科学系の論文に特化して検索することが可能です。

論文には、著者とタイトル、出版された雑誌名、年、巻、号、ページなどの情報と、コンテンツの電子データに付与される国際的な識別子であるデジタルオブジェクト識別子（ＤＯＩ）の情報があり、これらを示すことで一意に該当する論文を示すことができます。

もう一つ、論文に固有の数値として、被引用件数があります。これは、出版されてからこれまでに何報の論文から参考文献として引用されたか、という数を表しています。

先ほど、「巨人の肩の上に立つ」とご紹介したとおり、論文というものは、膨大な知見の上に成り立っているものであり、その知見を必ず引用する必要があります。

論文は、その研究の歴史や背景と問題点、解決法、目的、仮説（ここまでをイントロとしてまとめることが多い）、検証方法、結果、考察、引用文献という順番で書かれています。この順番が論文の作法であり、研究者の思考方法もこの順番になっていることは、すでにご紹介したとおりです。

特に、研究の歴史や背景の説明や問題点を指摘する際に、過去の文献を引き合いに出することは重要です。さらに考察では、イントロで広げた風呂敷を畳むために、今回の自分たちの結果が妥当なのかどうかをさらに他の研究と比較することで検討することが求められます。

このように、その引用のされ方はさまざまですが、良くも悪くもたくさん引用されることが、その論文にとっての肝と言えます。流行に乗った研究は、発表された際のインパクトが大きく、メディアなどでも取り上げられるものが多いのは確かです。ただ、どんなにテレビなどでもてはやされた研究だとしても、その後全く引用されなければ、その研究は死んだも同然と言えるでしょう。

論文の評価基準「インパクトファクター」

この「引用された回数」というのが、さまざまな局面での評価基準になります。

たとえば、「インパクトファクター」という言葉を聞いたことがあるのではないでしょうか。ドラマでも取り上げられたようですので、耳になじみがあるかも知れません。

聞いたことがない人でも、なにか研究のインパクトを指し示す数値なのだなと想像することはできると思います。

では、その研究のインパクトはどのようにして測るのでしょうか。その研究者の発言力や政治力のことと思う方もいるかもしれませんが、実はそれが被引用件数なのです。

実際には、研究者個人や論文そのものの評価基準ではなく、論文が掲載される「雑誌の」評価基準として用いられる指標です。たとえば、「Nature」という非常に老舗の権威ある学術雑誌のインパクトファクター（IF）は、おおよそ40程度と見積もられております。これは、Natureという雑誌に掲載されている論文は、平均すると年間で約40報の論文から引用されるということを表しています。

もちろん、平均なので、それよりも多いものもあれば、少ないものもありますので、おおよその傾向を表した数値となります。権威ある学術誌に掲載されたからこそ、引用件数が増えるということもありますし、引用件数が多ければ、また引用される件数が増えます。このようにして、雑誌のインパクトファクターが計算されます。

その雑誌のインパクトファクターをあたかも自分の論文のインパクトとして誇示する

場合が見受けられますが、それが誤りであることがおわかりいただけるかと思います。

たしかに、インパクトファクターの高い雑誌に採択されれば、それはすごいことですが、だからと言って、今後自分の論文が、その雑誌のインパクトファクターに見合うだけ引用されるとは限りません。

逆に、平均値であるインパクトファクターが低い雑誌に掲載された論文でも、とんでもない数の引用を受けている伝説級の論文も中にはあります。

あくまでこれは、平均値なので、1件だけものすごく引用される伝説級の論文があると、その雑誌のインパクトファクターが急上昇することになります。したがって、雑誌のインパクトファクターは、あまり当てにならないといえるでしょう。

結局は、その論文の価値は、どれだけ引用されたかにあり、どの雑誌に掲載されたかではないということが言えるでしょう。インターネットが普及した現在では、雑誌名に関係なく検索することができるので、その傾向はさらに高まっています。

また、先ほど述べたように、最初の数年はよく引用されても、5年後には誰にも見向きもされないものもあります。したがって、直近1年間のインパクトファクターだけでなく、直近5年間のインパクトファクターの推移を見るというのも重要になってきます。

生まれたての雑誌の評価は、まだ定まりませんが、直近5年間のインパクトファクターが右肩上りであれば、その雑誌には質の高い論文が掲載されていることの証明になります。次の投稿先を決める際には、できるだけ自分の論文が大勢の人に読まれることを期待して、右肩上がりの雑誌社を検討することがあります。あくまで目標や指標になるということです。

研究者の戦闘力？「h指標」

さらに、この被引用件数は、研究者個人の成績にもなり得ます。とある少年漫画では、戦闘力を数値化し、「私の戦闘力は53万です」と言われて絶望に陥るというシーンがありました。この研究者の戦闘力というか、社会貢献度とも言うべき数値が、「h指標」というものです。

研究者としての評価の一つに、論文をいかにコンスタントにたくさん出版しているか、というものがあります。つまり、研究成果をいかに社会に還元しているかということになります。しかしながら、これまで散々見てきたように、単にたくさん出版しても全く引用されなければ、歴史の中に埋もれてしまいます。

中には、数十年経ってからようやく引用され始めるという、恐ろしいほど先見の明のある論文もあるので侮れません。

ともかく、h指標は、出版論文数と引用件数を同時に評価できる便利なものです。たとえば、h指標が10だった場合、少なくとも10回以上引用されている論文を生涯に10報出版している、という意味になります。さらに、「h5指標」というものもあり、これは直近5年間のh指標になります。当然、長く生きていれば、たくさん出版しますし、たくさん引用されるので、若手とシニアでは勝負にはなりませんが、たとえば、このh指標や被引用件数が右肩上がりの研究者は、今まさに売れっ子ということの指標になるでしょう。

雑誌も同様の指標で評価することができます。Google Scholarのランキングページを見ると、h5指標とh5中央値の記載があります。たとえば、Nature誌のh5指標は

４１４となっており、ｈ５中央値は６０７となっています。つまり、ここ５年間で、４１４回以上引用された論文が４１４報あり、その４１４報の被引用件数を高い順から並べた時のちょうど真ん中の数値が６０７であるという意味です。５年間で６０７回引用されると言うのは、言うまでもなくとんでもない偉業です。

Google Scholarでは、個人の成績も可視化されています。これは、あらかじめ研究者の側で登録が必要で、未だ登録していない人もいますが、登録が済むと名前の下に下線が引かれリンクが貼られます。試しに、どなたかの名前を検索して、下線をクリックしてみると、その研究者がこれまで出版した論文の引用件数ランキングと、ｈ指標、ｉ10指標などが表示されます。ｉ10指標は、生涯で10回以上引用された論文の件数を表す指標です。とりあえずは、10回以上引用されるような論文を書くことが、目標になるということです。

中には、身内や自分の論文だけで引用を水増ししているケースもあるので注意が必要ではあります。未だに、研究者を正しく評価する最適な指標については、議論の余地があります。

たくさん引用されている論文が正しいというわけではありません。逆に批判的に引用されているケースもあるからです。いずれにしても論文がたくさんあってどれから読むべきかわからないという場合は、まずはこの被引用件数を手がかりに始めてみても良いのではないでしょうか。

研究者のマッチングサービス

研究成果にせよ、特許にせよ、知的財産と言われ、その保護や専有権を保証するのに大変苦労しています。たしかに、お金と労力を割いて得た研究成果が、他人に奪われてしまってはいけないと思います。

一方で、いったん論文として世に出た公知の事実や技術はどんどんとオープンにして、みんなで共有して共に進歩していくような未来が来ることを願っています。キレイごとかもしれませんが、研究の成果や新しい発見は、人類全体の幸福のためにあるべきだと強く信じています。知識や技術は共有財産なのではないでしょうか。

研究者にとって競争があることは、大いに結構で、それが切磋琢磨になることは理解できますが、限りあるリソースを互いに奪い合って潰し合うのは、やはり全体としては損失になるのではないでしょうか。

グローバルに日本の科学の競争力を高めていかなくてはならない昨今、少なくとも国内で争っている場合ではないのではないでしょうか。オールジャパン体制で、山積みの課題について取り組んでいきたいです。

研究の世界も、だいぶ敷居が下がって、共同研究を積極的に行うことが求められています。むしろ共同研究を行わないと、もはや一つの研究を成し遂げることは不可能になってきています。

一つ研究のハードルを上げているのは、もはや高額の機器を用いないと最先端の研究ができないということが挙げられます。しかし、このような高額な機器は、目から火が出るほど高額なので、もはや個人で所有することは不可能です。最近では、高額な機器は最初から、個人で所有するのではなく、研究機関全体の資産として全員で共有する共通機器として運用することが求められています。

たしかに、すぐ隣の研究室をのぞいてみれば、自分が所有しているのと同じ機器が長期間使用されずに埃《ほこり》を被っていたりします。その状況がわかっていれば、わざわざ購入せずに、貸してもらうなど柔軟な対応ができるはずです。昨今のＳＤＧｓの観点からも、個人で研究機器を持つのはもはや時代遅れといえるでしょう。

そのような観点から、研究機器のコアファシリティの設立が急ピッチで進んでいます。つまり、研究施設全体で、あるいは近隣の複数の研究機関にまたがって、共同で高額な機器を所有し、全員で共有する。その代わり、みんなで管理するというものです。

海外の例では、研究ビルの1階と2階はまるごとコアファシリティで、3階は学生の居室、4階は、教員の居室があるのみ、というスタイルもありました。つまり、研究室という概念が既になくなっており、全ての学生あるいは研究員は、機器を共有するという、言うなれば建物全てが一つの研究室となっているというものです。この発想には、大変驚きました。

オープンイノベーションという言葉があるように、知識や技術を共有することで生まれる新しい知見があると期待されます。

図6　日本政府による「研究力向上改革2019」

若手のうちから高度な研究がどこでも可能な環境の整備（コアファシリティ化の推進）
大学等研究機関における設備・機器の共用促進

□ 研究者の事務負担の軽減策に加え、生産性向上に資する研究設備・機器等の計画的な導入や共用とそれらを支える技術専門人材の育成・確保を促進することで、研究時間の抜本的拡充と研究効率の最大化を同時に達成していく必要。

□また、このような研究設備・機器等（コアファシリティ）を個別の研究室ではなく研究組織が、計画的に戦略的リノベーション等を進めつつ整備・運用することで、研究者が獲得した研究費を真に研究のためだけに使用できる研究環境を醸成していく必要。
「ラボ改革」－SOCIETY5.0時代にふさわしい研究環境へ－

□どの組織でも高度な研究が可能な環境へ（組織としての環境整備）
分散管理されてきた研究設備・機器をコアファシリティとして共用（「ラボから組織へ」）⇒機器の共用に関する取組の好事例を展開（共用機器の見える化・外部共用化・ リースの導入・産学連携等）

出所：https://www.mext.go.jp/a_menu/other/1416069.htm

最近では、研究機器もインターネットに接続するので、リモートで操作するということも可能になってきています。どのように管理するかというのはこれから解決していかなくてはならない問題です。

もう一つのハードルは、企業との連携です。最近では、産学連携の重要性が言われていますが、なかなか進まないようです。

研究者にはどういうわけか企業アレルギーがあって、企業と一緒に何かをすることに抵抗を持つ人が一定の割合でいます。しかし、これまでに述べてきたように、昨今では企業の方が長い目で将来を見据えた研究を行っていますし、長期にわたって使える予算もありますし、人材も豊富に思います。

ところが、これまた、どんな企業がどんなシーズを持っており、研究者がどんなニーズを抱えているのか、またはその逆が不明なことが大半です。一緒にやりたい気持ちはあるものの、どんなきっかけで出会えば良いのかわからない、というのが実情です。

そこでやはり、企業の研究者や技術者と研究者の間のマッチングサービスの実現が期待されます。お互いに持っている技術や知識の強みの相乗効果で、開かれた研究環境のもと、発展していく未来が来ることを強く願っています。

クラウドファンディング

次に、研究を推し進めるための資金が必要になります。科研費を申請できるのは、大学や研究機関の研究者だけという制約がありますが、たとえば、民間企業や財団の研究助成金の中には、個人で応募できるものもあるようです。

また、企業からの受託研究というスタイルで、スポンサー企業から依頼を受けて研究を行うということもあります。

日本では、あまり普及していないようですが、欧米などでは、大企業が慈善事業として研究所を建てたり、研究資金を支援したりするケースもあるようです。個人の名前を冠した建物や研究施設をよく見かけますが、それはその人の寄付によって設立したということの証のようです。

寄付というと、最近ではクラウドファンディングと言って、個人が個人を支援できるしくみが存在しています。インターネットなどを通じて、自分の夢や熱意を伝え、それに共感した人が、資金を援助してくれるというものです。一方、援助された側は、その活動がうまくいった暁には、支援者に対してお礼やそれに相当する活動を行うというものです。

そう考えれば、もし志に賛同してくれる人が増えれば、個人でも研究できるチャンスは転がっています。このような寄付金は、科研費などと違って使用期限や使途が制限されないため、比較的自由な活動を行うことができると期待されます。当然、支援者に対する会計報告書は提出する義務はありますが。それにしても、腰を据えてじっくりと研究ができるのではないでしょうか。

ぜひ支援する側のみなさんも、5年後にすぐに役に立つなんて思わずに、人類の未来に投資するという気持ちで、基礎研究を支援してみてはいかがでしょうか。

「アカデミア」とは？

アカデミアという言葉は聞いたことがあるでしょうか。第3章でも触れましたが、アカデミックという形容詞には学術的な、とか学問的なという意味がある通り、アカデミアとは学術界を指す割と意味の広い言葉です。研究機関に就職を希望することを、アカデミックポストを探すと言ったりします。学問をする場所という意味で使われることもあります。なんとなく高尚で、場合によってはお高くとまっていて、鼻につくという人もいるかもしれません。

アカデミアに属する人の中にも、自分たちは学問をする立場にあるから、たとえば金儲けや世俗とは無縁で、ただ学問を追究することに美学を感じている人もいるでしょうし、そのためには赤貧もいとわないという考え方もあり得るのかもしれません。

研究者の中には、企業嫌い、企業アレルギーの風潮が根強くあると感じています。実務経験のある教員ということで、ずっと企業で働いてきた人が突然大学の教員のポジションを得たりすると、あまり良い顔をされないこともあります。ひょっとすると嫉妬なのかもしれません。

大学などでは産学連携が推奨されていますが、企業とコラボすることにどこか不純さを感じてしまう研究者も中にはいるようです。お金儲けの匂いがするからなのでしょうか。

私自身は、理研時代に某顕微鏡会社と共同研究開発をするという機会をいただきました。それまではやはり企業アレルギーというか、企業に勤めている人は自分とは全然違う世界にいる人という偏見がありました。しかし、実際に一緒にやってみると、実にいろいろなことを知っているし、経験も深く、人脈もあり、自分がいかに世間知らずで青二才であったか思い知らされたのでした。

また冒頭で述べたように、就職活動をしてみたことも転機となりました。就職活動をしてみようと思うこと自体、企業に対してイメージが好転していたからなのですが、就活を通してさらに我が国を動かす企業のパワーを目の当たりにしました。

それ以来、機会があれば積極的に企業の研究者や経営者のみなさまとも関わらせてもらっています。がっつり基礎研究を行っている研究者の中では私は珍しい部類になるのかもしれません。

一方、博士課程まで進学して企業に就職する人や、大学で助教のポストを得ていたけど企業に就職する人は、「アカデミアを去る（離れる）」という表現が根強くあります。

これまで述べてきたように、最近では企業の方がしっかりと基礎研究を行う気概を持っている現状からすると、我々の言うアカデミアの方こそが形骸化していると言わざるを得ません。

大学は自分で稼げと言われているので、最近では私も国の予算に頼らない研究室運営の方法を模索しているところです。そこで頼るべきはやはり企業の力で、パートナーとなる企業を見つけて、自分の研究成果をどうにか事業化できないかという相談を始めたところです。

そんな私もアカデミアに属する端くれとして、アカデミアの人が企業アレルギーを起こしたり、企業に魂を売るのかと言いたくなる気持ちは、なんとなくわかります。なぜ、我々がアカデミアという世界に固執するのか、アカデミアの人は何を守りたいのか。大学とはなんなのか。ずっと頭を抱えて悩んでいますが、その気持ちをなんとか私なりに言語化を試みようと思います。

大学の役割、存在意義とは？

大学は自分で稼げといわれるこれからの時代、大学の役割とは一体何でしょうか。みなさんは大学というのはどういう場であるべきと思うでしょうか。

たとえば、専門的なテーマについてテレビ番組で取材に行くのはだいたい大学の先生であることからも、ある学術分野については この先生に聞けば間違いないというような、便利な図書館のような存在でしょうか。あるいは、大学の先生がそう言っていたからという単に権威付けに利用されるようなものでしょうか。

大学の使命の一つには、学問の守護という側面もあるのではないでしょうか。失われてはいけない人類の叡智の蓄積の場であるとしたら、学問にとっては、なんとしても守らなくてはいけない最後の砦です。どうすればそれが失われずに済むでしょうか。学問を守るためにもお金がかかるとしたら、マイクロソフトやGoogleのような大企業の庇護を受けなければならないのかもしれません。

では、単に企業で通用する社会人を育てる人材育成の場でしょうか。もちろんそういう側面もあります。

大学の講義では、専門知識を深めるばかりで、肝心の研究の考え方や「読み、書き、質疑応答」の仕方までは教えてくれません。この「読み、書き、質疑応答」は、教えられなければできなくて当たり前という話をしました。理系の大学で、研究者になるわけでもないのになぜ最後に卒業研究をするかといえば、それが最初で最後の、「読み、書き、質疑応答」を教えられる場だからです。そうすると、大学とは単に会社に人材を送り出すだけの専門学校と考えて良いのでしょうか。いや、決してそうではないはずです。

大学にしかできないことがいくつかあると思います。すでに博士号の話をしましたが、博士課程を生み出すのは大学の一つの役割です。今や博士号にまで、それが一体なんの役に立つのかという議論になり、やれ初任給が数万上がっただの、生涯年収がいくら上がっただの、役職手当がどうのと取り沙汰されます。もちろん生きていかねばならないので、そういう側面も大事なことではあります。しかし、そのような目的のために博士号を目指すのは哀れに思えます。もう一度、博士課程とはどういうことかおさらいしてみましょう。

博士課程における営みは、人類の知識の総量を増やすことに他なりません。今まで知らなかったことが一つわかった。あるいは今まで思いつかなかった、新しい「わからない」が増えた。この繰り返しこそが、健全な知の創出です。

そして、博士号を取得しようと思う学生が肝に銘じておかなければならないのは、新しい哲学を生み出すということです。だからこそその称号としての哲学博士であるべきです。ここでいう哲学とは、ものの見方や考え方一般を指します。

博士号を取得した者に課せられた使命は、哲学の創出に他なりません。それが大学でありアカデミアであるべきではないか、と私は思います。

自分だけの哲学を手に入れることは、多角的なものの見方を手に入れることです。新しい切り口を手に入れることにあります。一見無駄に思えるような、遠回りのような知識を手に入れることは、多様な考え方を生み、真に人生を豊かなものにしてくれるでしょう。それが教養と呼ばれるものの正体であり、より素晴らしい人生を生きる糧になります。

心の強さを支えてくれるのも、哲学であり教養だと私は思います。自分の人生に対する見方が多角的になれば、仮に一つの道が閉ざされても、余裕を持って次の可能性の扉を開いていくことができます。

だから、もし今行き詰まっていて閉塞感があるとしたら、今すべきことは、今すぐ役に立つことではなくて、新しい哲学を創出することだと私は思います。行き詰まった時こそ、基礎研究に投資すべきではないでしょうか。

研究には多様な切り口が必要となります。特に脳科学研究においては、いろいろな学問分野の知識や手法を総動員して取り組まなければ、真の脳の理解は得られません。

脳科学を勉強することは、自分自身を知ることであり、人間に対する理解を深めることに他なりません。したがって、全ての基本に脳の理解が必要であり、人間誰もが脳の研究者であるといえます。

今や研究は、アカデミアの研究者だけのものではありません。みなさんもぜひ、今日から研究を始めていこうではありませんか。ここまで読んでくださったみなさんには、その準備が整っているはずです。みなさんと議論を交わせる日が来ることを楽しみにしています。

第４章のまとめ

- もはや研究はアカデミアに属する研究者だけのものではない
- 在宅で研究できる環境が整いつつある
- アカデミアには根強く企業アレルギーがある
- 在野研究や企業研究者が基礎研究の救世主
- 大学の究極の存在意義は、哲学の創出

センスオブワンダーという言葉があります。「不思議だな」とか「知りたいな」と思う気持ちです。我が子を見るに、私自身も子供の頃は、多分に漏れず、何につけても「なんで？　なんで？」と聞いていたのだと想像しますし、物心がついてからは、好奇心の赴くままに疑問と向き合ってきました。

「好奇心は研究者としての資質として最も重要だ。その点君は研究者に向いている」と、誉められたことがあります。誉められたくて好奇心を持っているわけではなかったわけで、あくまで心の赴くままに生きてきた結果に過ぎません。しかし、改めてなんで研究なんかしているのかと、ふと冷静に考えてみると、最終的には、知りたいからという純粋な好奇心からなのでしょう。私に限らず研究者の同業者は皆同様です。そんな純粋な心をずっと持ち続けている研究者というか弱い生き物に対して、「その研究はだから何？　何の役に立つの？」というのは、繊細な蝶々の羽をもいでしまうようなそんな残酷さがあるとは思いませんか。
しかし研究者は研究者で、研究は独創的でなければならないと言って自分で自分の首を絞めています。誰かの二番煎じであってはならないと。でも、自分一人で考え抜いて、その結果が、すでに誰かが考え付いたことだとしても、それはそれで価値があることだと私は思います。だから、みなさんはまずそんなことは気にせず、好奇心の赴くままに、自由に発想してみてください。

最近、私もようやく、研究というのは歴史と物語であることがわかってきました。何がわかっていて何がわかっていないのかが見えてきました。そのわかっていない部分を明らかにすることができれば独創的だということになります。したがって、全くゼロから発想して、世界をひっくり返すような発見というのは滅多にないのです。巨人の肩に乗り、小さな発見の積み重ねが、いつか起こる大発見の土台となるのです。したがって、決して選択と集中をするのではなく、満遍なく基礎研究を行うことが重要だと言えます。

私が研究している脳科学もそんな基礎研究の一分野ですし、本書で紹介した事例も、私が見聞きした一つの世界のことに過ぎません。業界が変われば、常識も変わることでしょうし、企業アレルギーなど全くないという業界の方もたくさんいると思います。風前の灯火なのはバブルがはじけた脳科学だけで、うちの分野は潤沢で前途洋々だということもあるかもしれません。

ことほどさように、研究者には多様な形があり、こうでなくてはならないというルールはありません。したがって今日からみなさんも研究者を名乗っても構わないのです。

有名な雑誌に誰もがあっと驚く結果を論文として報告し、学会には引っ張りだこで、潤沢な研究資金と優秀な人材に恵まれて……そんな〝一流の〟研究者像を夢みていた頃もあります。自分はそうはなれないと悟り、親しい人に愚痴を言ったり悪態をついたりした経験もありました。

しかし、一流の研究者とはどういうことなのでしょうか。このようなキラキラしたライジングスターだけが研究者の在り方ではありません。私たちは、研究者というものの固定概念に囚われすぎているのかもしれません。
研究者で食っていけないとなれば、おそらく間違っているのは、目指している研究者像の方で、我々研究者の方が、新しい研究のビジネスモデルを模索していかなければならない時が来ています。大学は自分で稼げという国からのメッセージは、私たち自身が変革するチャンスなのかもしれません。

そういうわけで、これから研究者にとって面白い時代がやってくるとワクワクしています。研究者であることを選んだ以上、研究者という生き方についても、研究者の未来についても、日本の基礎研究がたどる運命についても好奇心を抱かずにはいられません。
これだから研究はやめられない。

本書を執筆するにあたり、辛抱強く、温かい目で執筆を見守ってくれたワニブックス新書編集部の大井隆義さんをはじめとする、出版に関わってくれた多くのみなさまに感謝いたします。また、企業と一緒に研究することの楽しさ、素晴らしさを教えてくれた上喜裕さんをはじめとする、理研ＢＯＣＣのみなさまにも感謝いたします。

最後に、研究者になることに嫌な顔一つせずいつも惜しみない応援をしてくれた両親に最大級の感謝を捧げます。諦めずにやってきて本当に良かったと思います。

脳研究者の脳の中

2022年9月5日　初版発行

著者　毛内 拡

毛内 拡（もうない ひろむ）
1984年、北海道函館市生まれ。2008年、東京薬科大学生命科学部卒業。2013年、東京工業大学大学院総合理工学研究科 博士課程修了。博士（理学）。日本学術振興会特別研究員、理化学研究所脳科学総合研究センター研究員を経て、2018年よりお茶の水女子大学基幹研究院自然科学系助教。生体組織機能学研究室を主宰。脳をこよなく愛する有志が集まり脳に関する本を輪読する会「いんすぴ！ゼミ」代表。「脳が生きているとはどういうことか」をスローガンに、マウスの脳活動にヒントを得て、基礎研究と医学研究の橋渡しを担う研究を目指している。研究と育児を両立するイクメン研究者。著書に第37回講談社科学出版賞受賞作『脳を司る「脳」』（ブルーバックス）、『面白くて眠れなくなる脳科学』（ＰＨＰ研究所）など。趣味は、道に迷うこと。Twitterアカウント@hiromu_monai

発行者　横内正昭
編集人　内田克弥
発行所　株式会社ワニブックス
〒150-8482
東京都渋谷区恵比寿4-4-9えびす大黑ビル
電話　03-5449-2711（代表）
03-5449-2734（編集部）

装丁　小口翔平＋後藤司（tobufune）
フォーマット　橋田浩志（アティック）
校正　東京出版サービスセンター
編集　大井隆義

印刷所　凸版印刷株式会社
ＤＴＰ　株式会社 三協美術
製本所　ナショナル製本

定価はカバーに表示してあります。
落丁本・乱丁本は小社管理部宛にお送りください。送料は小社負担にてお取替えいたします。ただし、古書店等で購入したものに関してはお取替えできません。

ISBN 978-4-8470-6679-5
ワニブックスHP　http://www.wani.co.jp/
WANI BOOKOUT　http://www.wanibookout.com/
WANI BOOKS NewsCrunch　https://wanibooks-newscrunch.com/